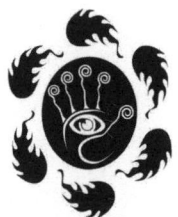

O Poder Curativo dos Mudras
A Ioga das Mãos

Como um simples posicionamento de dedos, executado diariamente por um determinado período, rejuvenesce o corpo, cura doenças e suavemente conduz ao despertar espiritual

Rajendar Menen

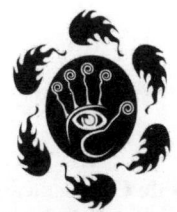

O Poder Curativo dos Mudras
A Ioga das Mãos

Como um simples posicionamento de dedos, executado diariamente por um determinado período, rejuvenesce o corpo, cura doenças e suavemente conduz ao despertar espiritual

Tradução:
Selma Borguesi Muro

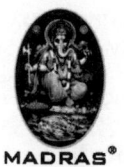

MADRAS®

Publicado originalmente em inglês sob o título *The Healing Power of Mudras — The Yoga of the Hands*, por Pustak Mahal.
© 2006, Pustak Mahal, New Delhi (Índia)
Direitos de edição e tradução para todos os países de língua portuguesa.
Tradução autorizada do inglês.
© 2017, Madras Editora Ltda.

Editor:
Wagner Veneziani Costa

Produção e Capa:
Equipe Técnica Madras

Tradução:
Selma Borguesi Muro

Revisão:
Natália Gela
Mariana Poslednik
Camila Fernanda Cipoloni

Dados Internacionais de Catalogação na Publicação (CIP)
(Câmara Brasileira do Livro, SP, Brasil)

Menen, Rajendar
O poder Curativo dos Mudras: Como um simples posicionamento de dedos, executado diariamente... /
Rajendar Menen; tradução Selma Borguesi Muro. –
São Paulo: Madras, 2017.
Título original: The healing power of Mudras: the yoga of the hands, por pustak mahal
ISBN 978-85-370-0248-3
1. Cura 2. Espiritualidade 3. Ioga 4. Mudrás (Hinduísmo) I. Título.
07-5167 CDD-294.543

Índices para catálogo sistemático:
1. Mudrás: Poder curativo: Hinduísmo 294.543

Proibida a reprodução total ou parcial desta obra, de qualquer forma ou por qualquer meio eletrônico, mecânico, inclusive por meio de processos xerográficos, incluindo ainda o uso da internet, sem a permissão expressa da Madras Editora, na pessoa de seu editor (Lei nº 9.610, de 19.2.98).

Todos os direitos desta edição, em língua portuguesa, reservados pela

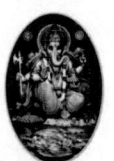

MADRAS EDITORA LTDA.
Rua Paulo Gonçalves, 88 — Santana
CEP: 02403-020 — São Paulo/ SP
Caixa Postal: 12299 — CEP: 02013-970 – SP
Tel.: (11) 6959-1127/ 6281-5555 — Fax: (11) 6959-3090
www.madras.com.br

Dedicatória

Este livro é dedicado a Prabhadevi, Suzanne, Pondicherry, G-304 Sameer e Hard Disc. Aos muitos companheiros de viagem, ao vento, à chuva e à graça divina que faz com que essas presenças sejam sentidas em todo instante da minha vida, enquanto continuo a penetrar nesta vasta extensão ainda não delineada da cura natural. Que a graça divina esteja conosco.

E, acima de tudo, este livro é dedicado à minha mãe, que cuidou de mim sempre que adoeci, resistiu às minhas idiossincrasias com uma calma estóica e me transmitiu os genes para lutar por um mundo melhor.

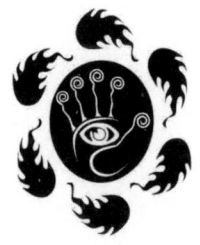

Agradecimentos

Este livro não teria sido possível sem a ajuda dos praticantes de Mudras de cura. Não há muita documentação a respeito desse assunto, mas lancei mão de todas as fontes a que tive acesso.

Agradeço muito especialmente a Gertrude Hirschi por suas humildes e iluminadas introspecções sobre o assunto. É lastimável que todas essas verdades comuns da antiga Índia precisem do Ocidente para que sejam documentadas, aperfeiçoadas e aprimoradas. Mas, já que isso aconteceu, deixemos que as sementes se espalhem e polinizem a terra. Isto é compartilhar, no mais profundo sentido.

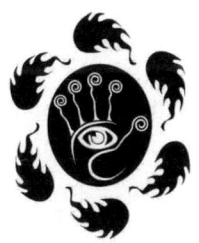

Índice

Prefácio 13
Compreendendo os Mudras 15
Resgatando Antigos Métodos de Cura 21
Alguns Fatos Interessantes 25
Os Mudras e a Dança 27
Significado e Objetivo dos Mudras 33
   Mudra da Confiança 34
   Mudra da Alegria 34
   Mudra de Reenergização 34
A Prática de Visualização 35
Praticando Mudras 39
Melhores Acompanhamentos: Música e Cor 45
O Significado de "Namaste" 47
   Anjali Mudra 48
Os Mudras nas Artes Marciais 53
   Origens 56
Budas, Bodhisatvas, Divindades Hindus e Mudras ...59
   Budas 60
      Os Cinco Budas Dhyani 60
         Akshobhya 60
         Amitabha 61
         Amoghashiddhi 61

Ratna Sambhav 61
Vairochana 61
Bhaisajya 62
Hotei (também chamado de Budai ou o Buda Sorridente) 62
Buda Maitreya 62
Buda Sakyamuni 62
Bodhisatvas 63
Amitayus 63
Avalokiteswara 63
Tara Verde 63
Chenrezig de Quatro Braços 64
Manjushri 64
Vajradhara 64
Vajrasatva 64
Tara Branca 65
Kuanyin 65
Outros 65
Padmasambhava 65
Je Tson-ka-pa 66
Deidades Hindus 66
Bhairav 66
Brahma 66
Durga 67
Ganesha 67
Kali 67
Krishna 67
Lakshmi 67
Mahavira 68
Nataraj, o Senhor da Dança 68
Saraswati 68
Shiva 69
Vishnu 69
Como Praticar um Mudra 71
Vários Mudras 73
O Mudra Om 73
O Mudra do Buda Sorridente 74

Ganesha Mudra 75
Ushas Mudra 75
Pushan Mudra 76
Mudra Bronquial 77
Pran Mudra 77
Linga Mudra 78
Apan Mudra 78
Shankh Mudra 79
Surabhi Mudra 79
Vayu Mudra 80
Shunya Mudra 80
Prithvi Mudra 80
Varuna Mudra 81
Bhudi Mudra 81
Apan Vayu Mudra 82
Mudra das Costas 83
Kubera Mudra 84
Kundalini Mudra 84
Ksepana Mudra 85
Rudra Mudra 86
Garuda Mudra 86
Suchi Mudra 87
Mushti Mudra 88
Matangi Mudra 88
Hakini Mudra 88
Tse Mudra 89
Mahasirs Mudra 89
Vajra Mudra 90
Bhramara Mudra 90
Uttrabodhi Mudra 90
Mudra Desintoxicante 91
Shakti Mudra 92
Maha Sacral Mudra 92
Makara Mudra 93
Mukula Mudra 93
Mudra das Articulações 94

Kalesvara Mudra 94
Shiva Linga 95
Jnana Mudra ou Chin Mudra 96
Mudra Dinâmico 96
Dhyani Mudra 98
Mudra de Lótus 98
Mudra da Interiorização 99
Bhumisparsha Mudra 100
Abhaya Mudra 100
Varada Mudra 101
Dharmachakra Mudra 101
Naga Mudra 102
Pushpaputa Mudra 102
Os Mudras e os Dedos 103
Mudra Esotérico do Movimento 105
Os Chacras 106
Osho, Tantra e Mudra 108
Tantras e Mudras 113
A Vida Ióguica como Complemento 115
A Importância da Alimentação Correta 117

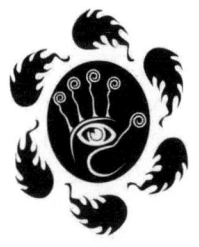

Prefácio

A vida é uma série de infindáveis milagres que sucedem continuamente em nossas vidas. Eles ocorrem tão naturalmente e sem prévio aviso que muitas vezes passam desapercebidos. Eles acontecem tanto na vida dos humildes quanto na dos mais poderosos, sem prejudicar ou favorecer, e desafiam toda e qualquer explicação lógica e racional.

Este é meu quarto livro sobre cura. Através de uma carreira de mais de 20 anos como jornalista e escritor e tendo levado uma vida peripatética, atravessei continentes e conheci intimamente muitas pessoas, incluindo as mais mundanas, as imensamente bizarras, as malignamente mórbidas, as grotescamente engraçadas e as de alma profundamente elevada. Passei um tempo precioso nas ruas, em bordéis e corredores dos menos privilegiados na tentativa de documentar suas angústias e alegrias. Milagres foram acontecendo em nossas vidas, de fato, em todo nosso derredor, mas nós simplesmente relegamos sua genealogia, permanecemos conectados ao mundo real de causa e efeito e proferimos nossos julgamentos cotidianos.

Contudo, foi durante o processo de busca pela cura que compreendi plenamente os milagres que acontecem continuamente em nossas vidas. Nossos corpos são um milagre, nascimento e morte são milagres, e todo processo de cura é um milagre. É fácil deixar tudo passar como "cura holística", "conexão mente-corpo" e outros jargões similares. Os profissionais da medicina convencional e alternativa também lançam mão de explicações racionais, mas eles sabem que, além de um determinado ponto, acontecem remissões e a cura ocorre sem razões viáveis e passa como intervenção divina.

Com o passar dos anos, eu também entrei em contato com várias técnicas de cura. Muitas funcionaram, mas para diferentes pessoas e em tempos diferentes. Se ela não funciona para uma determinada pessoa, não significa que a terapia esteja errada. Significa apenas que a pessoa e o tempo não estão corretos, ou que a pessoa ainda não está pronta para ser o canal.

Também pratiquei ioga e meditação por mais de dez anos e tive o privilégio de compartilhar um tempo precioso com vários mestres. Algumas vezes, durante as práticas, todo seu corpo se eleva e você sente uma alegria infindável percorrer seu corpo. Se você anotar esse tempo em um papel, as marcas não seriam diferentes dos tempos mais tristes ou dos dias mais comuns de sua vida. Entretanto, há um prazer inexplicável que transporta nosso ser para uma cascata de puro êxtase.

Os Mudras — como você verá neste livro — são simples e fáceis de serem executados. Podem ser praticados em qualquer lugar e levam cura ao corpo. Não estou, de forma alguma, sugerindo que você abandone seu médico e seus remédios, mas a prática regular de Mudras tem demonstrado seu poder de cura.

São dadas muitas explicações para as curas que acontecem, mas, à medida que você pratica com regularidade, você começa a bater nas portas da espiritualidade interior. Com o tempo, você se transforma a partir do nível celular. Então, começa a respeitar mais seu corpo e a olhar toda a vida com mais respeito e admiração. Lentamente, você começa a se entregar ao poderoso e reconfortante abraço da vida porque sabe, de alguma forma, que ela tomará conta de você.

Bem vindo aos Mudras, à cura e ao novo "você"!

Rajendar Menen

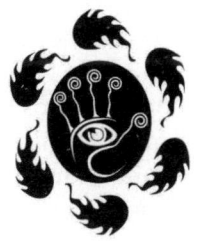

Compreendendo os Mudras

A credita-se que a estrutura humana seja uma forma em miniatura do universo composto pelos cinco elementos — fogo, ar, água, terra e éter. Esses elementos estão presentes em proporções adequadamente combinadas, e o mais leve desequilíbrio desses elementos pode ser desastroso.

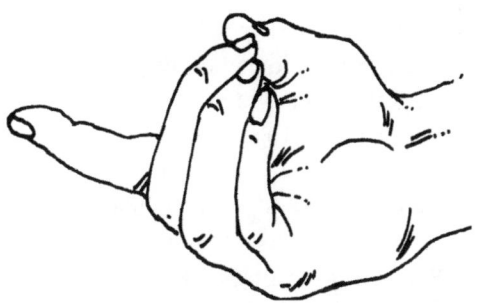

Vajrapradama Mudra

Os Mudras ajudam a regularizar os cinco elementos no corpo humano. A natureza fez o corpo humano auto-suficiente e quase perfeito, mas o ser humano está exposto a inúmeras pressões. A comida que ingerimos, o ar que respiramos, a água que bebemos e até mesmo nossos pensamentos não são de forma alguma compatíveis com o que podemos chamar de ideal para a vida. Já que não há equilíbrio, e o corpo e a mente estão em conflito com tantas pressões externas e internas, nós adoecemos. Nossos corpos estão em estado constante de fluxo, recarga e reequilíbrio. Quando acontece um desequilíbrio, nós adoecemos.

O equilíbrio que tanto desejamos e a que aspiramos é um ponto delicado. Qualquer coisa pode derrubá-lo: desde a solidão, rompimentos de relacionamentos, mudanças de casa, reprovações em exames ou o não-atendimento das expectativas do grupo, até ataques insidiosos de viroses e germes que convivem conosco neste planeta, só para citar alguns poucos motivos. Todos os principais suportes para uma vida saudável têm sido desvalorizados nos dias de hoje. A água que bebemos, a comida que ingerimos e até mesmo o ar que respiramos estão comprometidos. Distanciamo-nos muito da natureza, e os germes, assim como o corpo humano que os hospeda, também sofreram mutações, o que facilita a perda desse equilíbrio.

Aqui, veremos como os Mudras influenciam o ser humano. Os cinco dedos da mão representam os cinco elementos: o polegar representa o fogo; o indicador, o ar; o dedo médio, o éter; o anular, a terra; e o mínimo, a água.

"As mãos têm um poder próprio", diz Acharya Keshav Dev, um renomado praticante. "Por meio da prática regular de vários Mudras, uma pessoa pode controlar sua vida."

Diretor do Vivekanand Yogashram em Deli, de fala tranqüila, articulado e profundo conhecedor do assunto, Acharya discorre, longamente e com muita autoridade, sobre a ciência dos Mudras. Sobre os *hasta mudras* (posturas das mãos), Acharya diz que há uma enorme corrente de energia em nossas mãos e que cada dedo representa um dos cinco elementos — o polegar é *agni* (fogo), o indicador é *vayu* (ar), o dedo médio é *akash* (éter), o anular é *prithvi* (terra) e o dedo mínimo é *jal* (água). Ele afirma que a raiz de todas as doenças está no desequilíbrio de um desses cinco elementos e que isso pode ser corrigido com medicamentos, força de vontade e Mudras. "A ciência dos Mudras é um dos presentes mais preciosos da ioga para a saúde do homem."

Acharya explica que os Mudras são universais, servem para todas as pessoas e podem ser praticados por meia hora, todos os dias. É aconselhável que, durante a prática, a pessoa esteja sentada com as pernas cruzadas, mas ele acrescenta que o Mudra não perde sua eficácia se a pessoa estiver passeando, com as mãos nos bolsos e com os dedos posicionados em algum Mudra específico. Eles também podem ser praticados na posição deitada, sendo, portanto, muito fáceis de serem executados.

Acharya também afirma que os Mudras nunca geram excesso de energia. Como um termômetro, eles simplesmente buscam um equilíbrio ideal de *prana*. Assim, da próxima vez que você se sentir indisposto, lembre-se que pode ser apenas devido a um desajuste de *prana* e que um simples movimento de mãos pode ser a cura!

Os Mudras são movimentos de ioga,* que envolvem braços e mãos. São muito fáceis de serem praticados, mas tão poderosos que podem transformar a vida de uma pessoa. Eles liberam a energia presa no corpo, por meio de canais de energia chamados *nadis* e de centros de energia chamados *chacras*. Os Mudras ajudam a criar paz e força interior, eliminam cansaço e ansiedade, protegem a saúde física e emocional, ajudam a superar situações de estresse, pressão, culpas e raivas, acalmam a mente e ajudam a intuição, promovendo felicidade, amor, prosperidade e longevidade.

Considerando a facilidade com que os Mudras podem ser praticados, o pouco tempo e espaço que consomem e os enormes benefícios associados sem nenhum custo extra, eles podem ser uma ferramenta valiosa para a boa saúde e paz mental de que tanto precisamos nesta vida tão freneticamente distante de qualquer tipo de equilíbrio. Para se praticar os Mudras não é necessário ter experiência em ioga. Você também não precisa ser jovem ou atleta. Na verdade, os Mudras podem até mesmo ser praticados por doentes em seus leitos. Tudo o que você precisa é movimentar livremente seus braços e mãos e levar a atenção à sua respiração. É assim, muito simples: você pode enriquecer sua vida com apenas alguns minutos por dia, esteja onde estiver.

Em um modesto apartamento em Juhu Gully, no subúrbio de Mumbai, Ramesh Shah, de 64 anos, pratica Mudras todos os dias e

---

*N.E.: Sugerimos a leitura de *Yoga — Mente, Corpo, Emoção* e *Yoga — A Revolução Silenciosa,* ambos de Suely Firmino, Madras Editora.

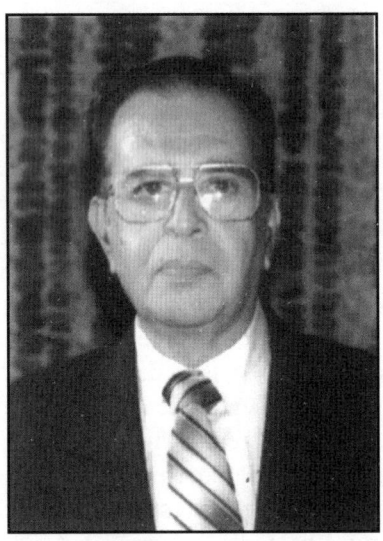

Ramesh Shah

ensina àqueles que tiverem interesse em aprender. Ele diz que é um caminho simples de preservação de saúde e que seu objetivo é difundir essa mensagem a todos que dela precisem.

Shah, que dirigia uma oficina mecânica e sofria de pressão alta e dores gástricas, certa vez encontrou um professor que lhe ensinou os Mudras. Ele experimentou essa ciência, curou seus problemas e não teve recaída. "É um remédio gratuito", ele afirma com alegria. "Você não precisa ir a hospitais e economiza muito dinheiro."

Serena e sabiamente, Shah explica o *Prana Mudra* ou o Mudra da energia vital: "Simplesmente dobre os dedos mínimo e anular de forma que as extremidades desses dedos toquem a extremidade do polegar". Os benefícios incluem um aumento de força vital, aumento de visão, circulação sangüínea e função imunológica. "No *Varun Mudra*, una as extremidades do polegar e do dedo mínimo. Esse Mudra cura as impurezas do sangue e da pele e os problemas estomacais."

O *Gyan Mudra* é também simples e eficaz. "Com o dedo indicador, toque gentilmente o polegar. Isso ajuda a aumentar o poder da mente. Em *Jalodhar Naashk Mudra*, o dedo mínimo deve tocar o monte do polegar e o polegar deve tocar o dedo mínimo. Esse Mudra é indicado para retenção de água no corpo."

Ramesh Shah afirma conhecer mais de 45 Mudras. Ele acredita que não há uma posição específica para a prática de Mudras, mas que é aconselhável colocar um tapete ou cobertor no chão e sentar-se na postura de *Padmasana* ou *Vajrasana*, apesar de que os Mudras podem ser praticados em pé, sentado ou mesmo andando.

Ele também nos fala sobre o *Akash Mudra*: "Com o dedo médio, toque o polegar. Isso aumenta a intuição, cura a deficiência de cálcio e problemas dentários e auditivos".

(Todos os Mudras são detalhados mais adiante. Lembre-se sempre que, apesar da eficiência dos Mudras no tratamento de vários problemas de saúde, você não deve parar de tomar qualquer medicamento sem antes consultar um médico. Os praticantes mencionam freqüentemente casos de pacientes que começaram a praticar Mudras e aos poucos deixaram de tomar seus remédios, sem efeitos adversos. Na verdade, eles dizem que, após um tempo, os Mudras curam completamente os pacientes, mas consulte sempre seu médico antes de interromper qualquer tratamento.)

Após quase uma década de prática, Ramesh Shah acredita que o *Gyan Mudra*, o *Vayu Mudra* e o *Prana Mudra* podem ser feitos diariamente. Ele adverte que os demais Mudras devem ser praticados três vezes por dia, no máximo por 15 minutos e somente quando a pessoa tiver um determinado problema.

Shah acredita que o melhor para a prática dos Mudras é que a pessoa esteja de estômago vazio, mas que o *Vayu Mudra* pode ser praticado logo após as refeições, pois elimina os problemas gástricos.

Shah conclui falando sobre o *Vayu Mudra*: "É incrível. O corpo é controlado pelos cinco elementos. Toda a energia está nos dedos. Por meio das diferentes combinações dos dedos, podemos não só controlar esses elementos, como também curar muitas doenças".

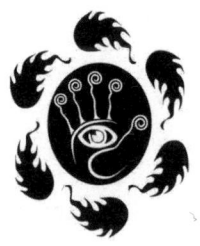

Resgatando Antigos Métodos de Cura

Não muito longe, em Malad, outro subúrbio de Mumbai, encontramos Yogi Kumar, de 62 anos, que ensina ioga e Mudras de cura. Ele trabalhava no ramo de vestuário e, depois de aposentar-se há alguns anos, começou a ensinar ioga em tempo integral.

"Eu tinha mais de 40 anos de experiência", revela. "Aprendi ioga em Mathura. Na verdade, comecei a meditar a partir dos quatro anos de idade. Meu pai também foi professor de ioga e eu fui abençoado com o poder da intuição. Quando jovem, conseguia adivinhar todas as questões que cairiam nos meus exames. Eu sabia que tinha algum poder e continuei trabalhando duramente para alcançar uma postura fortalecida. Após a estabilização de minha vida profissional, decidi que poderia espalhar a mensagem da boa saúde para toda a sociedade."

Yogi Kumar é vegetariano e pratica ioga e mais de 20 Mudras todos os dias. "Pratico por mais de uma hora e meia e então saio ao encontro de meus pacientes. Cobro cerca de 300 rúpias por paciente por dia, dependendo da distância que tenho de percorrer e do tipo de doença que estou tratando."

Yogi Kumar insiste que qualquer doença pode ser curada por meio dos Mudras. Ele diz que tratou asma, artrite, problemas cardíacos, renais e sexuais, dores de cabeça, dores nas costas e até o temido e incurável câncer no sangue.

"Não é balela", ele insiste. "Há dois tipos de Mudras — Mudras de corpo e Mudras de mão. Os Mudras são muito antigos. Tiveram início com o deus Shiva e está tudo documentado em suas conversas com sua esposa Parvati. É uma ciência antiga, fácil de ser aplicada e é gratuita. Não necessita de medicamentos e o índice de cura é de 100%. Porém, o paciente deve seguir fielmente minhas instruções. Sou muito rígido quanto a isso. Se todas minhas instruções forem obedecidas, posso garantir a cura."

Existem muitos outros praticantes espalhados por diferentes regiões da Índia, mas o conhecimento de Mudras é limitado e não há uma linha comum entre eles. Considerando que a cura através dos Mudras é, no mínimo, uma forma não-convencional de medicina e não recebe nenhum patrocínio oficial, sua divulgação acaba sendo relegada aos poucos que nela acreditam. Assim como diversos outros sistemas de cura originados nos primórdios dos tempos, os Mudras não foram submetidos à pesquisa científica. Também não há documentação a respeito de sua eficiência, mas os testemunhos orais são tão marcantes que a utilização dos Mudras permanece viva entre nós.

Esse é um problema comum a todas as técnicas antigas de cura que não sejam centros de lucratividade. Uma civilização antiga e rica como a Índia tem muitas dessas técnicas de cura que são constantemente "descobertas" pelo mundo ocidental, patenteadas por eles e revendidas para nós!

No momento em que escrevo isso, surgem inúmeros relatórios de que *Jeevani* — a erva energética de Kerala, descoberta pelas tribos locais — foi agora patenteada pelo ocidente. Isso também acontece com várias outras formulações ayurvédicas. Cada dança e música indiana foi pesquisada exaustivamente e foram-lhes dadas novas dimensões. O mesmo aconteceu com a ioga, com as técnicas de massagem e outros remédios holísticos. Os Mudras também já entraram no mundo ocidental. Não vai demorar muito para que todo o mundo os conheça em suas novas, revisadas e mais potentes formas.

"Isso só acontece porque não há dinheiro envolvido, por isso não é tão conhecido ou desenvolvido", reclamam os praticantes. "Há muito dinheiro na alopatia e nos hospitais. Quem vai promover algo que é gratuito?"

O lado frágil é que, sem documentação e mais pesquisas, a ciência pode encontrar um bloqueio em termos de evolução. Os Mudras curam. Na há dúvida sobre isso. Aprofundar-se em sua metodologia e formular técnicas mais modernas para armar o poder gigantesco de nossos dedos pode certamente ter um valor incalculável.

Todas as antigas técnicas de cura, como ayurveda, massagem, ioga e outras, têm sido submetidas a intensas pesquisas. O corpo humano também sofreu modificações com o passar dos tempos. Esperamos que, com a leitura deste livro, sejam despendidos esforços no sentido de divulgar e documentar uma metodologia de cura ideal para um país em desenvolvimento — é uma forma gratuita, consome muito pouco tempo, pode ser feita por qualquer pessoa, dispensa qualquer tipo de maquinário, cura quase todas as doenças e ajuda a desenvolver um corpo e uma mente em constante estado de paz interior. Originou-se na Índia e permaneceu conosco por centenas de anos. Pode haver melhores razões que essas para popularizar os Mudras e fazer deles um sistema caseiro de cura?

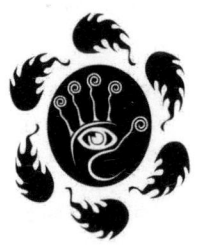

Alguns Fatos Interessantes

Todas as pessoas piedosas e super-humanas, como Lord Mahavir, o buda Gautama, Adi Shankaracharya e outros, serão eternizadas pelos Mudras. Os Mudras são simples funções ióguicas de grande significado. A descrição detalhada dos Mudras pode ser encontrada nos *Tantra Shastra, Upasana Shastra, Nritya Shastra* e outros antigos tratados.

- ॐ Os Mudras podem trazer mudanças miraculosas e melhora para o corpo.
- ॐ Os Mudras geram o poder de proporcionar paz e felicidade.
- ॐ Os Mudras são remédios milagrosos. Proporcionam alívio instantâneo de muitas doenças.
- ॐ Os Mudras podem curar quase todas as indisposições, desde dor de ouvido até ataque cardíaco.
- ॐ Os Mudras ajudam a moldar os aspectos físicos, mentais e mesmo morais de uma pessoa.
- ॐ Alguns Mudras podem equilibrar os elementos do corpo em 45 minutos, enquanto outros agem em poucos segundos.

- ॐ A prática regular de alguns Mudras pode curar insônia, artrite e perda de memória.
- ॐ Os Mudras promovem uma revisão fundamental das mudanças destrutivas do corpo humano e também desenvolvem uma atitude generosa e cortês.
- ॐ Na Kundalini Ioga,* os Mudras ajudam a despertar a energia cósmica.

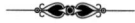

---

*N.E.: Sugerimos a leitura do livro *Kundalini Yoga*, de M. P. Pandit, publicado pela Madras Editora.

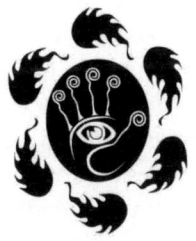

Os Mudras e a Dança

Mudras ou "linguagem de sinais" é o elemento mais importante da dança. Apesar de se transmitir muito por meio da dança, foram feitos poucos estudos substanciais a respeito. Se a dança é linguagem, os Mudras são as palavras usadas nessa linguagem. Os Mudras são formados pelos dedos de uma única mão ou de ambas as mãos. A pessoa que dança consegue transmitir tudo o que deseja pelas várias contorções de braços e dedos. A dança é evocativa e rica em movimentos articulares. Ainda que nada seja dito verbalmente, toda comunicação é feita por meio de sinais, gestos e movimentos. É uma poderosa linguagem corporal de expressão universal.

Há dois tipos de Mudras. Um formado pelo uso de uma única mão e outro que utiliza ambas as mãos. *Asamyukta hastam* significa Mudra de uma mão e *Samyukta hastam* refere-se aos Mudras que se formam pelo uso das duas mãos. *Samyukta*, literalmente, significa "unido". Existem 28 Mudras de uma mão e 24 de duas mãos. Vejamos alguns Mudras de uma mão.

Dobre o dedo anular e deixe que ele toque o polegar. Mantenha os outros três dedos verticalmente eretos. Isto é *Mayura Mudra*, ou o símbolo do pavão. Ele representa o pavão e também pode significar vômito, puxar o cabelo de alguém, aplicar "tilak"* na testa de

---

* N.T.: Marca de pasta de sândalo que denota afiliação religiosa.

alguém, pegar água de um rio sagrado e espargir sobre a cabeça de uma pessoa, ensinar *(updesa)* e vários outros significados. Como você pode observar, um movimento quase insignificante de dedos pode dizer muita coisa.

Continuando, vemos que os sentimentos opostos de amizade e inimizade também são expressos com um simples Mudra de duas mãos. A única diferença está nos dedos. Feche todos os dedos de ambas as mãos, exceto os indicadores. Dobre os indicadores como se fossem ganchos e coloque um contra o outro. Mova-os em posições opostas e eles serão como dois inimigos que se enfrentam. Agora cruze todos os dedos das duas mãos, exceto os dedos mínimos. Dobre-os de forma a parecer dois ganchos e coloque um contra o outro.

Dessa forma você representa dois amigos. Em ambos os Mudras, a mão esquerda é colocada sobre a mão direita.

Assim, sem usar uma única palavra, esses Mudras transmitem muitas mensagens. Agora imagine quanta coisa a combinação deles pode representar!

No *Kathakali* ("encenação de uma história"), temos um exemplo muito forte do uso de Mudras. O *Kathakali* é a, mundialmente aclamada, dança clássica de Kerala, que data do século XVII e está profundamente enraizada na mitologia hindu.* É uma combinação única de literatura, música, pintura, teatro e dança.

O *Khathakali* emerge das profundezas do drama e é dançado com máscaras e fantasias. É tanto emotiva quanto narrativa e combina dança e diálogo com o objetivo de dar vida ao mito e à lenda nos pátios do templo de Kerala.

Os dançarinos usam suas notáveis fantasias e maquiagem, com acompanhamento de tambores e vocalistas, para criar os vários climas e emoções.

O *Kathakali* é eloqüente. Tem uma combinação harmoniosa de literatura *(Sahithyam)*, música *(Sangeetham)*, pintura *(Chithram)*, teatro *(Natyam)* e dança *(Nritham)*. As fantasias são vivas e coloridas, e a

---

N.E.: Sugerimos a leitura de *Mitologia Hindu*, de Aghorananda Saraswati, publicado pela Madras Editora.

maquiagem facial é feita pelo próprio ator que, durante a apresentação, usa um adorno de cabeça feito de madeira. A *Aharya* (composição do personagem) tem muitas variações, como *Pacha, Kathi, Thadi, Minukku*,* etc.

No *Kathakali,* os dançarinos não dizem uma palavra, mas os movimentos de suas mãos, aliados às expressões faciais, falam por si. Tambores frenéticos e um preâmbulo musical, chamado *Thiranottam,* lançam para um reino de fantasia essa extraordinária forma de dança que se estende pela noite adentro.

O *Kathakali* segue os 24 Mudras básicos (gestos de mãos) contidos no *Hasthalakshana Deepika,* o Livro dos Gestos Manuais. Em cada Mudra básico, temos os *Asamyukta Mudras* (com uma mão) e *Samyukta Mudras* (com ambas as mãos). Os Mudras e suas variações totalizam 470 símbolos.

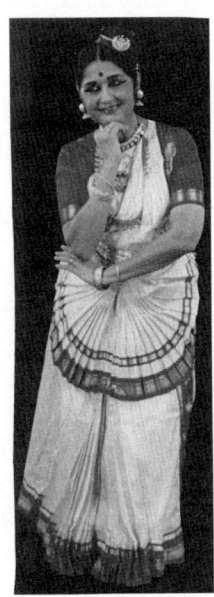

O *Kathakali* é apenas um exemplo, mas todas as outras formas de dança também são repletas da eloqüência silenciosa dos Mudras.

Padma shree dra. Kanak Rele, que dirige o Centro Nalanda de Pesquisa de Danças em Juhu-Mumbai, explica que não é possível determinar o número de *hastas* ou Mudras na dança. "Cada estilo de dança tem seu próprio sistema e categoria de *hastas*", ela diz. "Mas cada sistema tem seus *hastas* básicos, a partir dos quais são criados diferentes *hastas* por meio de trocas e combinações. Por exemplo, cada estilo de dança utiliza o *hasta* básico chamado *Pataaka* (bandeira) e pode ser executado de diversas formas usando os dedos em frente às palmas das mãos, de diferentes maneiras. No *Kathakali,* que segue o texto sânscrito *Hastalakshanadeepika,* o *Pataaka* é mantido com as palmas das mãos

dra. Kanak Rele

---

* N.T.: Detalhes usados para identificação dos personagens: *paccha* (verde — para os personagens divinos e heróicos), *kathi* (uma espécie de punhal - para os arrogantes), *thadi* (barba, em geral vermelha — para os vilões) e *minukku* (brilhante — para as mulheres).

eretas, os dedos completamente estendidos e o dedo anular dobrado na junta mediana. Pode ser executado com ambas as mãos, sendo então chamado de *Samyukta*. Se for executado com uma só mão, receberá o nome de *Asamyukta*."

Vencedora de diversos prêmios, dra. Rele é muito conhecida por recriar a dança, extraordinariamente lírica, de *Mohini Attam* e por introduzir um novo olhar na pesquisa da dança clássica. Também é creditado a ela o trabalho pioneiro na dinâmica da dança indiana, que resultou em sua teoria sobre a Cinética Corporal da Dança.

Ela afirma que: "Os usos do *Samyukta* são muitos. Ao colocar cada mão nas diferentes posições e espaços ao redor do corpo, pode-se criar o sol, um rei, um elefante, um leão, uma *torana* (guirlanda de flores para portas), um boi, um crocodilo e assim por diante. Com o *Asamyukta*, a linguagem da dança continua. *Bharata Natyam* usa o texto sânscrito *Abhinayadarpana* no qual o *Pataaka hasta* é executado com a palma da mão aberta, todos os dedos estendidos e o polegar tocando a palma da mão. Assim, com combinações e troca de posições dos dedos, centenas de *hastas* ou Mudras são criados".

As origens dos Mudras não são muito claras. Muitos professores de dança e praticantes de Mudras concordam que é uma ciência antiga, mas não há consenso sobre datas. "Os *hastas* tiveram origem quando se sentiu a necessidade da estilização na apresentação dramática", diz dra. Kanak Rele. "Essa estilização foi codificada de forma que um único sistema surgiu originalmente para cingir as diferentes regiões da Índia antiga. Isso torna a prática universal. Como não há palavra na dança, o dançarino tem que interpretar as palavras da canção com *hastas* e com as expressões faciais adequadas."

Os *hastas* são muito eloqüentes e muito profundos em sua comunicação. São as palavras da dança. Eles formam o abecedário e suas combinações, como tem sido ilustrado, criam palavras para substantivos concretos, abstratos, ações e qualidades.

"Eles podem refletir a vida ou mesmo articular abstrações", ressalta dra. Rele. "Esses *hastas* são palavras usadas adequadamente em sentenças. Dessa forma, cada frase tem diferentes *hastas* alinhados."

Os Mudras são típicos da Índia. Eles provavelmente se espalham para outras partes do mundo a partir daqui. "No sudeste asiático, encontramos alguns poucos *hastas* rudimentares ou truncados."
"Tenho visto muitos movimentos simbólicos de mão, padronizados nas danças havaianas, que não são exatamente *hastas*. Mas eles não são encontrados em nenhuma outra parte do mundo", afirma dra. Kanak Rele, com determinação. Depois de literalmente mergulhar na dança por mais de 40 anos, ela deve saber o que diz.

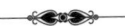

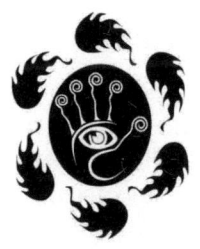

Significado e Objetivo dos Mudras

Literalmente, a palavra Mudra significa selo. Na ioga existe uma série de conotações diferentes que inclui *bandhas* (travas) e práticas meditativas. Contudo, os Mudras são comumente associados a gestos de mão. Os dedos são relacionados a diferentes tipos de energia e, quando unidos de formas específicas, produzem efeitos sutis.

Os Mudras podem ajudar a equilibrar o fluxo de energia através dos *nadis* que nutrem nossos órgãos internos. Eles também podem ser executados para alcançar estados específicos de consciência. Ajudam a eliminar formas negativas de pensamento e a elevar o ânimo.

Agora que já foi feita a introdução básica, apresentamos alguns Mudras desenvolvidos por Kareena, que ensina ioga e dirige seminários de energia e postura nos Estados Unidos. Em geral, não são necessárias posturas específicas, mas, nesse caso, eles podem ser praticados de uma forma melhor se a cabeça e a coluna estiverem eretas. Os olhos são focados na base do nariz ou no centro solar, o ponto entre as sobrancelhas, para ativar a terceira visão.

Seria também conveniente se os pés tocassem o chão ou se o praticante ficasse na semi-posição ou posição completa de lótus. Estes Mudras são de fácil execução e, se praticados regularmente, podem mudar nossas vidas para sempre.

Mudra da Confiança

Eleve as mãos acima da cabeça e coloque a palma da mão direita no dorso da mão esquerda (para os homens, deve ser feito ao contrário). Os cotovelos levemente flexionados e os ombros pressionando as orelhas. Imagine-se formando um triângulo acima do chacra coronário, na intenção de conectar-se a ele. Execute respirações curtas e rápidas enquanto focaliza o coração, para construir a confiança interior.

Mudra da Alegria

Dobre os cotovelos e abra os braços nas laterais. Posicione as mãos no nível dos ombros com as palmas das mãos voltadas para frente. Pressione os dedos mínimo e anular nas palmas das mãos e cruze o polegar sobre eles, com firmeza. Os dedos médio e indicador ficam alongados, apontados para cima como o símbolo da paz. Inspire suavemente por oito tempos. Expire no mesmo tempo. Sorria enquanto sente o calor de sua luz interior.

Mudra de Reenergização

Cerre a mão direita com o polegar apontado para cima. Com a mão esquerda envolva o punho direito, mantendo o polegar apontado para cima. Com os polegares unidos, endireite os cotovelos e empurre braços e mãos para longe do peito. Sinta a mão esquerda resistindo ao forte empurrão do punho direito.

Empurre os ombros para trás, para aumentar a resistência. Evite curvar os ombros; mantenha o peito e a caixa torácica elevados. Fixe o olhar nos polegares, inspire lentamente por oito tempos e expire em oito tempos. Sinta a recarga de energia irradiando da base da coluna para as mãos e os braços.

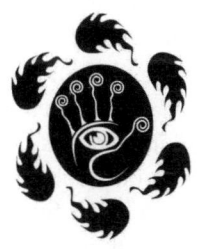

A Prática de Visualização

O poder de visualização é muito conhecido. Uma visualização, poderosa e positiva, feita diariamente pode habilitar o praticante a executar feitos extraordinários. A janela para o mundo de cada um emana da auto-estima e da autoconfiança. Se você sente que pode, então VOCÊ PODE. Visualização não é somente para Mudras. Ela existe também na vida diária.

Os *chacras* são considerados como centros de energia psíquica. Se você visualiza com clareza e intensidade, você pode tornar-se aquilo que visualiza. É lógico que não é assim tão simples. Se a visualização fosse tão fácil, aconteceriam milagres. Mas com grande determinação e prática sincera, uma pessoa pode ficar bem e sã, simplesmente visualizando saúde e bem-estar.

Da mesma forma, se visualizar a doença, você promove uma aura de doenças dentro de você e, literalmente, adoece. Todos nós vivemos parte de nossas vidas fantasiando. Algumas vezes, começamos a acreditar que não somos algo, quase a ponto de delírio, mas com afirmação reforçada podemos até chegar a nos tornar esse algo. Tal é o poder da mente. Ela cria matéria e então a decompõe com o poder do pensamento.

Vamos falar sobre os aspectos espirituais relevantes da ioga e dos Mudras. Por exemplo, quando você contempla e visualiza o centro da terra, todo seu ser se torna o centro da terra. Quando você se torna um com o espaço, o corpo se "desintegra" no espaço infinito, a pessoa só vê o que pode ser descrito como "iluminação" ou o *Ajna Chacra*. Com visualização bem direcionada, mesmo os problemas crônicos podem ser curados tanto na mente quanto no corpo, porque a conexão entre ambos é muito profunda.

Você tem apenas que se unir completamente ao que visualiza e fazer sua afirmação de forma clara, forte e positiva. Isso deve será feito no nível celular mais profundo. Um sentimento de bem-aventurança tomará conta de você. Você irradiará alegria e será um só com seu eu interior e exterior. A cura holística nascerá da perfeita conexão mente-corpo.

Pesquisas recentes demonstram o aumento do índice de mortalidade em pessoas com depressão e que tenham sofrido ataques cardíacos, sem que haja ligação com o vício do fumo ou com comportamentos sedentários. A parte do sistema nervoso que regula o batimento cardíaco funciona de forma diferente nas pessoas com depressão e suas plaquetas anormais podem causar bloqueio arterial.

Durante séculos, a conexão corpo-mente tem sido alvo de intensa investigação. Primeiramente, acreditava-se que a glândula pineal fosse o elo de ligação entre corpo e alma e depois que fosse a glândula pituitária. No modelo médico moderno, mente e corpo são vistos como partes de um sistema único. Acreditamos agora que a natureza utilizou as mesmas moléculas para uma enorme variedade de finalidades tanto na mente quanto no corpo. Quando alguma coisa se desalinha na produção cerebral, isso reflete em outras partes do corpo também.

Atualmente, a tecnologia moderna pode visualizar o funcionamento de uma mente deprimida. As áreas que estão trabalhando de forma deficitária aparecem como buracos irregulares. As funções do corpo entram em colapso quando estão sob influência de depressão e estresse. O sistema imunológico deixa de funcionar e ficamos à mercê de inúmeras doenças. Pare um pouco, alegre-se, e seu corpo se revitalizará. Freqüentemente as pessoas adoecem e seus exames médicos demonstram que não há nada de errado com elas. A classe médica não sabe como explicar isso. Então, com o tempo, as emoções são alteradas e, inexplicavelmente, elas melhoram.

Os animais expressam essa conexão corpo-mente sem qualquer inibição.

Gertrude Hirschi, uma autoridade em Mudras, escreve sobre a visualização necessária para a prática do *Mudra de Lótus*. Ela diz: "Imagine o botão de uma flor de lótus em seu coração. Cada vez que você inspira, a flor se abre um pouco mais — até que ela esteja completamente aberta e possa absorver dentro de si toda a luz solar. Deixe que ela se preencha com luz, luminosidade, calor, amor, desejo e alegria. À essa imagem acrescente a afirmação: abro-me para a natureza, abro-me para o que de bom existe no ser humano e abro-me para o Divino, de forma que eu seja abundantemente abençoado".

Para se energizar, Gertrude recomenda a seguinte visualização para a prática do *Shiva Linga*: "Imagine que sua mão esquerda é um pilão e a direita, um socador. Durante as primeiras respirações, mentalmente, deixe tudo o que lhe faz adoecer cair dentro de sua mão esquerda, como se fossem seixos escuros. Com a lateral da mão direita, triture tudo até que se transforme em pó e então sopre esse pó de sua mão, como areia fina ao vento. Em seguida, permaneça sentado por um momento e deixe a energia de cura fluir para a vasilha formada pela sua mão (seu reservatório energético) através do polegar. Fervorosamente, faça a seguinte afirmação, várias vezes: 'A luz da cura ilumina cada célula do meu corpo, dissolve tudo o que deve ser dissolvido e constrói o que deve ser reconstruído. Obrigado!'".

Para a prática do *Mudra de União,* que dá maior flexibilidade, Gertrude sugere: "Visualize imagens em que você goza de completa flexibilidade, imagens nas quais você movimenta suas pernas e braços, pés e mãos, cabeça e pescoço, de forma fácil e livre. Você deve se ver como um dançarino, atleta ou acrobata e assim sentirá como sua energia flui e seu ânimo melhora". A afirmação que ela sugere nesse caso é: "Eu aprecio minha flexibilidade. Ela eleva minha alma e estimula minha mente".

Dessa forma, cada Mudra é acompanhado de uma profunda visualização e de uma afirmação. Todas as visualizações e afirmações são específicas do Mudra, mas são todas positivas, enaltecedoras, energizantes e conduzem a novas fontes de auto-descoberta e crescimento.

É como dizer a si mesmo para acreditar naquilo que você sempre imaginou ser impossível. Isso se aplica a tudo que você faz na vida. A fé produz maravilhas. Adote uma atitude vencedora. Acredite que você chegará ao topo e lá você estará. Concentre-se em suas fraquezas e fracassos e será derrotado. Então, porque não praticar Mudras de cura, visualizar saúde, afirmar esse bem-estar e tornar-se saudável e feliz?

A visualização também é utilizada em outras esferas. É uma ferramenta importante no período de recuperação pós-cirúrgico. É um recurso intrínseco para qualquer atividade, particularmente no campo esportivo onde a pessoa passa da fase de estagnação para a zona de superação do esforço humano.

A solidão do maratonista é legendária, a solidão na qual ele convive somente com o sonho. Isso é comum em todos os esportes; quanto mais perigoso ele se torna, maior é o papel da mente. Mesmo na guerra, a instrução de batalha transforma a ovelha mais pacífica em uma máquina de combate. Tal é o poder da mente!!

Existem algumas técnicas descritas no *Hatha Yoga Pradipika* e no *Gerandha Samhita** que acrescentam visualização na meditação sobre os chacras.

---

* N.T.: Textos clássicos: *Elogio à Hatha Ioga* e *Coleção de Ensinamentos do sábio Gheranda*.

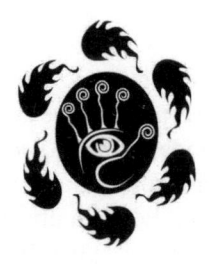

Praticando Mudras

A maioria dos Mudras é normalmente associada às mãos. Muitos deles têm sido preservados na dança indiana ou como símbolos. O mais famoso deles é o *Chit-mudra*, onde *chit* significa conhecimento, no sentido mais amplo da palavra. Para o iogue, a palavra *Mudra* é traduzida como *selo*; o "selo" que fecha e salvaguarda.

Diz-se que os Mudras despertam a energia de *kundalini*. Eles podem ser realizados tanto antes quanto depois de outras práticas de ioga, como *pranayama*s ou *asanas*. Os Mudras podem ser executados sem nenhuma dificuldade. O exercício do *Maha-mudra* é particularmente fácil. Ele é praticado para auxiliar a visualização de *sushumna*.

Para realizá-lo, basta sentar no chão e colocar o calcanhar esquerdo na região do períneo, tomando o cuidado de não sentar sobre ele. A perna direita é mantida alongada em ângulo reto em relação ao corpo. Prenda o pé direito com as duas mãos, segurando-o firmemente. Concentre-se, levando a atenção para o ponto entre as sobrancelhas.

Em seguida, fixe o olhar para seu interior e visualize claramente o *nadi sushumna* como uma cápsula brilhante atravessando verticalmente o centro de seu corpo, desde o topo até a base. Inspire. Fique em *jalandhara-bandha* (baixando o queixo e pressionando-o firmemente de encontro ao peito), segure a respiração e continue a visualizar o *nadi sushumna*. A visualização é apenas do tubo psíquico e não dos chacras em particular. Como seu calcanhar está no períneo e sua atenção voltada para o ponto entre as sobrancelhas, você toma consciência imediata de onde *sushumna* começa e onde termina. Depois de prender a respiração o máximo que puder, eleve o queixo e expire suavemente. Essa é a primeira metade do processo. Repita-o mais uma vez, trocando a posição das pernas. Dessa forma, você completa a segunda metade do ciclo de *maha-mudra*. Se necessário, repita várias vezes o ciclo completo. É necessário que haja uma visualização clara de *sushumna*.

Depois do *maha-mudra*, execute o *maha-bandha*. Coloque o calcanhar esquerdo contra o períneo e o pé direito sobre a coxa esquerda. Inspire, faça a trava de queixo (*jalandhara bandha*) e coloque as palmas das mãos no chão. Como parte do *maha-bandha*, você deve executar *mula-bandha*, contraindo o ânus ao mesmo tempo em que contrai os músculos abdominais, como se puxasse o canal alimentar para cima. O *mula-bandha* deve ser mantido firmemente enquanto você permanecer em *maha-bandha*. A atenção deve estar sempre voltada para o ponto entre as sobrancelhas e, da mesma forma como em *maha-mudra*, você deve visualizar *sushumna*. Em seguida, levante o queixo e expire vagarosamente.

Finalmente, ainda em *maha-bandha*, execute o *maha-vedha*. Inspire profundamente, prenda a respiração e, enquanto leva o queixo em direção ao peito, tire as nádegas do chão, apoiando as palmas das mãos no chão. Em seguida, solte o corpo, deixando que as nádegas batam suavemente no chão. *Maha-mudra, maha-bandha* e *maha-vedha* são partes de um mesmo exercício e devem ser praticados ao mesmo tempo.

Todas as três partes produzem alguns efeitos na região do períneo. São executadas para criar sensibilidade na base de *sushumna*. O ponto entre as sobrancelhas é o término de *sushumna*. A concentração deve mover-se livremente por todo o campo de *sushumna*, pois esse canal sutil não é apenas topo, meio ou base, mas um campo, um canal, um *sushumna*! Por isso, nessa meditação, assim como em todas as outras, não deve haver fixação em um único ponto. Na meditação, a *chitta*, ou mente, não se fixa em um único ponto; é preciso que haja movimento! O movimento pode ser limitado à extensão da meditação sobre *sushumna,* mas não há limite de movimento do conhecimento dentro desse campo. A única limitação é o campo de atenção.

O *kechari-mudra* é muito popular. Diz-se que, com sua prática, há o aumento da concentração. Para executá-lo, enrole a língua para trás de forma que toque as cavidades das narinas. Não é uma prática fácil. Outros textos, como o *Gerandha Samhita,* sugerem o *nabho-mudra,* onde a língua voltada para trás, no palato, é levada em direção à úvula (campainha da garganta). Acredita-se que a ponta da língua voltada para cima e para trás faz com que cesse a agitação mental. O *nabho-mudra* é considerado um substituto do *kechari-mudra.*

O *yoni-mudra* é excelente para meditação sobre os chacras porque bloqueia completamente todas as distrações. *Yoni* significa "útero" e, assim como o bebê no útero, o praticante não tem contato com o mundo e, dessa forma, não exterioriza a consciência. A postura física recomendada para a prática desse mudra é *siddhasana*, por ser considerada a melhor para selar as aberturas inferiores. Se não for possível ficar em *siddhasana,* tente *padmasana.*

Em seguida, o iogue sela todas as aberturas superiores. Primeiro, fecha os orifícios auriculares, colocando os polegares sobre eles. As costas permanecem eretas. Depois, fecha as pálpebras, colocando os indicadores sobre elas. Se a pressão dos dedos sobre os olhos for incômoda, deve baixar um pouco os polegares, apoiando-os no osso zigomático (situado na parte inferior e lateral da órbita). Os dedos médios pressionam as narinas, os anulares são colocados sobre o lábio superior e os dedos mínimos, sobre o lábio inferior. Os cotovelos ficam apontados para fora: o direito fica a um ângulo de 90º em relação ao lado direito do corpo e o esquerdo, a 90º em relação ao lado esquerdo do corpo. Os cotovelos devem ser mantidos nessa posição durante a prática. Se necessário, pode-se colocar um apoio para mantê-los nessa posição.

Os verdadeiros praticantes usam uma vareta em forma de "T", chamada *yoga-danda,* que mantém os cotovelos estáticos. Devido à pressão que o *yoga-danda* exerce sobre as axilas é possível mudar o fluxo de energia dos *nadis*. Isso é aconselhável quando o fluxo de energia, que em uma pessoa saudável tem um ritmo natural de alternância, fica restrito a algum ponto, causando o desequilíbrio do complexo corpo-mente. Quando isso acontece, a ordem natural de energia de um lado para outro do corpo pode ficar muito lenta e predominar em um dos lados por um tempo maior que o normal. Nesse caso, o *yoga-danda* é colocado sob a axila no lado em que o fluxo de energia é dominante. Se a energia flui mais do lado esquerdo (*nadi ida*), o iogue coloca o *yoga-danda* sob a axila esquerda, de forma a alterar essa corrente que começará a fluir para o *nadi pingala*, do lado direito.

Há duas técnicas diferentes de respiração que podem ser executadas durante a prática do *Yoni Mudra*. A primeira consiste simplesmente em aliviar a pressão sobre as narinas, quando quiser respirar. No outro procedimento, as narinas permanecem hermeticamente fechadas, os dedos em suas devidas posições e os lábios se entreabrem como em um leve sopro. A respiração pela boca é recomendada no *Gerandha Samhita* e é conhecida como *Kaki Mudra*. Alguns professores, como o Swami Sivananda, recomendam a respiração pelas narinas. O praticante pode escolher o método que melhor lhe convier.

No *Yoni Mudra,* os iogues não se atêm a nenhuma relação de tempo para inspiração-retenção-expiração. Não se preocupe com o tempo de inspiração e expiração. Como na maioria das práticas de ioga, nesse caso, o importante é a retenção da respiração. Prenda a respiração pelo tempo que desejar e, durante a retenção, concentre-se e visualize por algum tempo cada um dos chacras, separadamente, visualizando, por exemplo, o chacra de quatro pétalas com o quadrado amarelo no ponto em que o corpo toca o chão.

Visualize as duas deidades, e tudo o mais que é explicado nas descrições fornecidas, e repita o *mantra* até que se sinta unido com esse *chacra base*, concentrando-se nele. Em seguida, mude a atenção para o próximo centro energético.

No chacra da meditação, os iogues vivenciam diferentes "sons". No *Gerandha Samhita* são dadas sete práticas principais para que o aluno aprenda a ouvir "os sons interiores". O *Mudra* é uma das práticas que os iogues utilizam a fim de ajudar a ouvir esses sons interiores.

No *Yoni Mudra,* os iogues não apenas visualizam cada um dos chacras, mas também ouvem nitidamente os sons interiores, popularmente chamados de "sons místicos". Os textos clássicos dizem que, se você for destro, ouvirá esses sons com o ouvido direito e, se for canhoto, os sons virão através do ouvido esquerdo.

Outra prática de Mudra citada nos textos clássicos para despertar os sons interiores é o *Sambhavi Mudra*. Assim como o *Yoni Mudra*, essa também é uma prática mais espiritual do que física. Os textos clássicos mencionam que você deve sentar-se em *siddhasana*, fechar os ouvidos com os polegares (como em *Yoni Mudra*). Apesar de os olhos permanecerem abertos durante o *Sambhavi Mudra*, pressupõe-se que o praticante "olhe sem querer ver nada". Os olhos estão abertos, mas a atenção é interna. A prática é um "selo" em que se evita que a consciência se exteriorize. Quando cessa toda a atenção externa, a experiência é de uma grande alegria e paz interior. É por isso que alguns iogues, inclusive os tibetanos, chamam os Mudras de "fonte de prazer".

Como esses Mudras são indicados para meditação sobre chacras, é aconselhável que não sejam combinados com outros tipos de meditação. Isso comprometeria sua eficácia.

Para o praticante e para o aluno consciente, todas essas numerosas práticas de purificação, *pranayamas*, *asanas* e Mudras, proporcionam infinitas oportunidades de meditação e autodescoberta.

Nós apenas tocamos a superfície desse assunto, considerando as limitações que temos ao condensar um tópico tão antigo, tão rico e tão profundo, tentando transformá-lo em simples palavras. Os grandes mestres passaram a vida na descoberta dos Mudras e, a cada dia que passa, acrescenta-se um pouco mais ao vasto repertório de conhecimento sobre esse assunto. Imagine que, com um gesto de dedos, aparentemente sem importância, uma pequena oração, um toque de visualização, você é transportado para uma nova consciência. Quanto mais nos aprofundamos no assunto, menos sabemos. E, para saber tudo sobre ele, levaria tanto tempo quanto a criação levou para manifestar-se em todo seu esplendor.

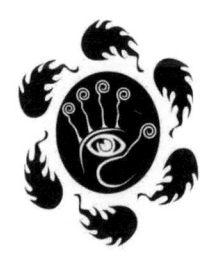

Melhores Acompanhamentos: Música e Cor

Um ambiente apropriado é um grande elemento catalisador para qualquer atividade significativa. A boa música, dieta, cores, fragrâncias e tantos outros fatores compatíveis, produzem momentos de grande qualidade para aquele que busca essa paz interior. Esses momentos podem ser infinitos e abrir janelas de grande alegria e encantamento. Ele/ela será tomado de um êxtase inexplicável que se enraizará em cada poro de sua pele.

A música certa produz um efeito relaxante. Mesmo nos hospitais, atualmente, há música nas salas de cirurgia. Seus efeitos terapêuticos sobre plantas e animais têm sido amplamente documentados, e seu uso junto com a prática dos Mudras transporta o praticante para um estado de profundo relaxamento.

Contudo, a escolha da música é algo muito pessoal, apesar de que a música clássica, os concertos de solo, a música instrumental e os sons suaves têm sido considerados adequados para a elevação necessária em uma viagem espiritual. A música suave induz a um clima mais tranqüilo, e a música mais pesada, mais barulhenta, pode levar o estado de agressividade inerente ao grau mais elevado.

As cores, assim como a música, também desempenham um papel importante. Não existe uma norma prática assim como não existem cores "boas" ou "ruins". O uso das cores também é subjetivo e depende do gosto pessoal, do humor, da imaginação, da forma como nos sentimos, da nossa evolução, do nosso desenvolvimento pessoal e de muitos outros fatores.

Algumas pesquisas sobre as cores têm demonstrado conclusões interessantes sobre como elas nos influenciam.

Credita-se ao vermelho a capacidade de melhorar a circulação, enquanto o laranja ajuda a elevar o ânimo, o amarelo estimula a digestão, o violeta é a cor da transformação, o marrom da estabilidade, o preto protege, o verde regenera, o azul acalma e o branco, que contém todas as cores, indica pureza.

Assim, não subestime o poder da música e das cores adequadas. O ambiente é elemento vital para o crescimento de qualquer espécie. Atualmente, nas grandes cidades, a ioga, a meditação e outras técnicas de autocura voltaram à tona. O executivo estressado tem tomado consciência de que o dinheiro e seus benefícios não são suficientes para mantê-lo bem e saudável. Então surgem os retiros, conclaves e até pequenos recantos que proporcionam um pouco de privacidade para aquele que busca a espiritualidade.

Terapias alternativas, autocura e diversas formas de realização e atualização estão se sucedendo rapidamente uma vez que a experiência humana não só se ampliou como também se fechou em uma minúscula cápsula temporal. Cada geração está mais dinâmica, e a destruição, mais rápida. Assim, todas as formas de cura têm sido violentamente arrancadas do passado à medida que o novo homem da Era de Aquário é levado ao Nirvana em um piscar de olhos.

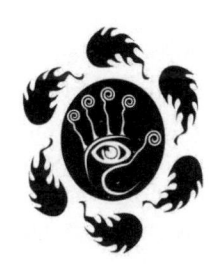

O Significado de "Namaste"

O gesto de *Namaste* é essencialmente indiano e sua origem se perde nos primórdios dos tempos. É parte integrante da cultura indiana; sua essência consiste na união das palmas das mãos frente ao peito em forma de saudação. É usado sempre, independentemente da ocasião, e é puramente indiano. Nesse simples gesto reside a atemporalidade da Índia, a cultura-mãe do mundo. Se algum gesto tivesse que ser reconhecido como representativo da Índia, esse seria, sem dúvida, o singelo, humilde, poderoso e expressivo *Namaste*. É também nosso artigo de maior exportação.

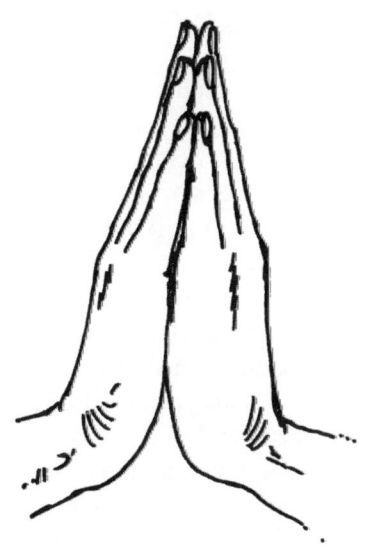

Atmanjali Mudra

Namaste representa a crença de que há uma luz Divina dentro de cada um de nós, localizada no chacra do coração. Ademais, é o reconhecimento da alma de uma pessoa pela alma de outra. Traduzindo literalmente, *"Nama"* significa *saudar*, *"as"* significa *eu* e *"te"* significa *você*. Portanto, *Namaste* quer dizer "Eu saúdo você".

Para fazer o gesto *Namaste*, colocamos as mãos unidas na altura do coração, fechamos os olhos e inclinamos a cabeça. Pode também ser feito colocando as mãos unidas na fronte (terceiro olho), inclinando a cabeça e em seguida levando as mãos à altura do coração. Essa é uma forma especialmente profunda de demonstrar respeito.

Na relação professor-aluno, *Namaste* permite que as duas pessoas unam-se energeticamente em um ponto imensurável de conexão, livre de todas as amarras do ego.

Na aula de ioga, *Namaste* deve ser feito no início e no final da aula, mas esse gesto não precisa de ocasião especial. Pode ser feito em qualquer lugar, a qualquer hora, sem rituais ou pré-requisitos. É um agradecimento instintivo e incondicional à criação.

Anjali Mudra

Anjali significa "oferecer" e o *Anjali Mudra* é sempre acompanhado da palavra *Namaste*. Esse gesto também é encontrado em alguns *asanas* como em *Tadasana* (Postura da Montanha), antes de executar a *Saudação ao Sol* ou em posturas de equilíbrio como *Vrksasana* (Postura da Árvore). Essa postura sagrada de mãos é difundida em toda a Ásia.

Inclinar-se e unir as mãos em frente a uma pessoa é, algumas vezes, erroneamente interpretado como sinal de submissão. Alguns dos chamados homens e mulheres "modernos" não se sentem bem fazendo *Namaste*. Nos dias de hoje, na Índia urbana, com o desgaste de nossas tradições e o contínuo ataque das influências ocidentais, não está mais na moda nem é "legal" dizer *Namaste*. Mas isso é somente porque essa geração não entende a beleza desse gesto que nos coloca no âmago de nosso ser. O aperto de mãos que tem sido utilizado como um gesto cortês de cumprimento infelizmente é destituído de significado quando comparado com a rica tradição cultural de *Namaste*.

O *Anjali Mudra* é um entre centenas de tipos de Mudras usados nos rituais hindus, na dança clássica e na ioga. Como um cumprimento indiano perfeito e sagrado, *Namaste* é freqüentemente traduzido como "a luz divina que existe em mim saúda a luz divina que existe em você". Essa saudação está na essência da práticaióguica de ver o Divino em toda a criação. Dessa forma, esse gesto é oferecido igualmente para as divindades no templo, professores, família, amigos, estranhos e perante rios e árvores sagrados.

Quando você une as mãos em frente ao peito, está literalmente conectando os hemisférios direito e esquerdo de seu cérebro. Esse é o processo ióguico da unificação, a junção de nossas naturezas ativa e receptiva. Na visão ióguica do corpo, o coração energético ou espiritual é visualizado como uma flor de lótus no centro do peito.

O *Anjali Mudra* alimenta esse coração de lótus com sabedoria, suavemente estimulando-o a se abrir, do mesmo jeito como a água e a luz fazem com uma flor.

Inicie o Mudra sentando-se em uma posição confortável como *Sukhasana* (Postura Fácil). Alongue a coluna, endireitando a cabeça e com o queixo ligeiramente para frente. Em seguida, com as palmas das mãos abertas, vá unindo as mãos em frente ao peito vagarosamente, como se estivesse recolhendo todas as bênçãos para dentro de seu coração.

Repita o movimento várias vezes, contemplando sua própria metáfora ao unir, em um todo, o seu lado direito e o esquerdo — masculino e feminino, lógica e intuição, força e suavidade.

Agora, para mostrar quão poderoso pode ser esse gesto de mãos em frente ao seu coração, tente deslocar as mãos um pouco para direita ou para a esquerda. Você não se sente levemente desequilibrado como se tivesse perdido seu centro de gravidade? Em seguida, volte a posicioná-las no centro do peito e perceba como essa linha central é maravilhosa, como um ímã puxando você para o "seu interior". Suavemente, toque seu osso esterno com os polegares, como se tocasse a campainha para abrir as portas de seu coração.

Endireite os ombros e projete o peito para frente, como se estivesse se abrindo de dentro para fora. Sinta o espaço sob suas axilas à medida que você alinha os cotovelos em relação aos pulsos. Permaneça na postura por alguns momentos e desfrute dessa experiência que pode alterar o estado de ânimo e a consciência.

Em seguida, imagine que está iniciando sua prática de ioga — ou qualquer atividade que exija sua concentração e percepção de como seu estado interior influencia o resultado de sua prática.

Execute novamente o *Anjali Mudra*, só que desta vez apenas uma parte das palmas de suas mãos se tocam, como se fosse um botão de flor de lótus. Dependendo de sua orientação espiritual, você pode, metaforicamente, colocar ali, no *Anjali Mudra*, a semente de uma oração, uma afirmação ou mesmo uma qualidade como "paz", "luz" ou "vitalidade".

Leve o queixo suavemente em direção ao peito e adote uma postura de humildade e reverência, em forma de agradecimento pelas bênçãos e coisas boas que estão por vir. É muito importante que esse *anjali* ou oferenda seja verdadeiro, que venha de seu mais profundo EU para que possa ser eficaz e capaz de elevá-lo.

Alinhe sua mente (consciência), seu sentimento (coração) e suas ações (corpo) nesse gesto. Quando sentir que sua invocação está completa, toque o *Ajna Chacra* no centro de sua testa, com os dedos indicadores, e permaneça sentindo o efeito tranqüilizador desse toque. Traga as mãos de volta ao centro do peito a fim de fixar a intenção em seu coração.

Agora comece sua atividade. Você sentirá prazer, sentirá que está conectado e presente. O momento está pleno de paz e significado. Observe como é muito mais fácil estar presente e feliz com o que você está fazendo. O *Anjali Mudra* também pode ser usado na *Saudação ao Sol* e em muitos outros *asanas* como forma de interiorização. Quando suas mãos se unem sobre a cabeça em *Virubhadrasana* I (Postura do Guerreiro I), ou na postura da árvore, isso também é *Anjali Mudra*. A conexão consciente de seu coração com esse movimento das mãos acima da cabeça, através de uma linha invisível de energia, ajudará a executar a postura e a manter sua interiorização. O *Anjali Mudra* pode ser executado a qualquer momento, no início e no término de qualquer coisa importante que você tenha de fazer.

No dia-a-dia, esse gesto de oração pode ser usado como uma ponte do eu interior com a experiência externa, quando agradecemos a refeição, quando comunicamos nossa verdade em um relacionamento ou como forma de acalmar os ânimos quando nos sentimos agitados ou presos. O *Anjali Mudra* é uma forma antiga de ajudar os seres humanos a se lembrarem do dom da vida e a usá-lo sabiamente.

Esse Mudra é tão antigo quanto o início dos tempos. É rico em qualidade, significado e substância. Em um momento de singela simplicidade, somos transportados para a eternidade por meio do *Anjali Mudra*.

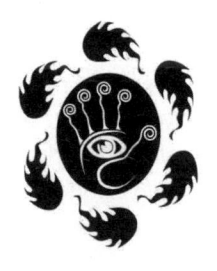

Os Mudras nas Artes Marciais*

Assim como em outras formas de ioga, os *Mudras* são amplamente usados nas artes de combate. Tudo que possa intensificar o fortalecimento do corpo e da mente é usado em todas as formas de crescimento pessoal, a despeito de sua origem e sem qualquer preconceito.

Fontes fidedignas indicam que a origem dos *Mudras* data do Budismo esotérico, particularmente as seitas de *Tendai* e *Shingon*. Antigamente, acreditava-se que o uso dos Mudras nas artes marciais gerava força e foco espiritual, o que ajudava muito os aprendizes.

Mas hoje, com os novos conceitos e métodos modernos de treinamento, os Mudras não estão mais em voga. Assim como muitas tradições milenares, ao longo da história, eles foram relegados a um segundo plano. Dessa forma, os *Mudras*, *Mantras* (cantos ou palavras de poder) e *Mandalas* (inscrições, pinturas ou arabescos que criam energia espiritual), que nos primórdios foram parte da formação do

---

*N.E.: Sugerimos a leitura de *Segredos dos Samurais — As Artes Marciais do Japão Feudal*, de Adele Westbrook e Oscar Ratti, e *A Arte do Kendô e Kenjitsu*, de Darrel Max Craig, ambos da Madras Editora.

jovem artista marcial, hoje estão relegados, no máximo, à algumas memórias. Mas, se o professor for um purista, seus ensinamentos jamais perderão a influência dos Mudras, mesmo nos dias de hoje.

Nas artes marciais, os Mudras dão aos *katas* uma margem bem definida. Algumas vezes, o uso dos Mudras explica alguns movimentos peculiares no meio dos *katas*, o que não significa que ele tenha necessariamente uma função técnica de luta. Há explicações mágicas e reservadas para os Mudras utilizados nas artes marciais, que às vezes são de difícil compreensão até mesmo para o artista marcial. Observe, por exemplo, o simples gesto de colocar a espada na bainha. Mesmo aí há um movimento sutil dos dedos que não significa uma afetação ou um estilo particular, mas a inscrição secreta de um Mudra para indicar o final do combate, afastar os espíritos malignos e oferecer uma prece aos mortos.

Os Mudras são freqüentemente usados nas artes marciais em combinação com vários outros cantos e rituais. Um Mudra comum é o da "faca da mão" ou *shuto*. Os dois primeiros dedos são alongados enquanto o polegar e os outros dedos são travados. Se examinarmos mais atentamente, podemos encontrar esse movimento sutilmente disfarçado em outros trabalhos das antigas escolas de artes marciais ou em estátuas dos seres budistas divinos. Ele representa a espada da iluminação que destrói todas as ilusões. Algumas vezes, eles pressionam as pontas dos dedos alongados contra o pulso da outra mão, o que também tem um significado simbólico.

Outro Mudra comum é *kuji no in*, ou os nove sinais de mão, que são usados em conjunto com nove palavras de poder, gerando força espiritual para quem as profere. As duas mãos tecem uma série de gestos acompanhados de nove palavras originadas do sânscrito.

É mais fácil ver a execução de um Mudra em um filme ninja japonês de quinta categoria do que identificar esse Mudra executado por um sacerdote *mikkio* ou um praticante de *koryu*, pois, aos olhos das pessoas em geral, os ninjas são seres mágicos.

Há contos, mesmo nos tempos históricos modernos, de alguns adeptos que conseguem abater pássaros em pleno vôo apenas com um grito. Então, o místico mestre de *kiaijutsu* deve soltar outro grito para fazer com que o pássaro volte de seu estado de entorpecimento.

Dizem que os mestres de *tai chi chuan* poderiam, e possivelmente podem, ainda, rechaçar seus agressores com a força espiritual *chi*. O Mudra, assim como esses poderes fantásticos, são encontrados em muitos *koryu** como parte de sua natureza esotérica.

Mudra é uma palavra sânscrita que significa *sinal* ou *selo*. É um gesto ou postura, geralmente de mãos, que trava e guia o fluxo de energia para o cérebro. Ao curvar, cruzar, alongar ou tocar os dedos e as mãos, podemos falar ao corpo e à mente, pois cada área da mão corresponde a determinada parte da mente e do corpo.

Do dedo mínimo ao polegar, os dedos representam respectivamente a terra, o metal, o fogo, a madeira e a água. O universo todo está contido em seus dez dedos que, apesar de serem só dez, conseguem formar um número infinito de Mudras que podem ser usados tanto para meditação quanto para cura.

Os Mudras podem ter muitos significados. Podem ser um simples gesto, uma posição de mãos, um símbolo, posição de olhos, postura corporal ou até mesmo técnicas respiratórias. Na *Hatha Yoga,* cujo foco são os exercícios físicos, a limpeza e a respiração, há 25 Mudras. Na *Kundalini Yoga,* que prioriza a otimização do fortalecimento espiritual, os Mudras de mão são usados para ampliar os efeitos das práticas.

O objetivo primordial da ioga é a união do ser com a consciência cósmica. O polegar é o símbolo dessa consciência cósmica e o dedo indicador, da consciência individual. O dedo indicador representa a inspiração e o polegar, a intuição. Quando as pontas desses dois dedos se unem, a conexão é completa — intuição e inspiração formam uma união perfeita.

---

* N.T.: Escola ou tradição antiga.

Origens

A origem dos Mudras ainda é cercada de mistério. Eles são encontrados no mundo todo e têm sido utilizados durante eras. Os Mudras estão presentes na vida diária, na religião, na dança, na arte e até mesmo no Tantra. Os Mudras são muito importantes na iconografia hindu e budista. Eles têm uma significância tanto esotérica como exotérica. São também muito usados para identificar budas, bodhisatvas e divindades.

Os Mudras que se seguem são alguns dos mais comuns:

- *Abhaya Mudra*: Mudra da benção ou proteção. Mão direita na altura do ombro, dedos apontados para cima, palmas das mãos voltadas para fora.

- *Anjali Mudra*: Mudra da saudação, gesto de respeito e de oração. Palmas das mãos unidas na altura do coração, dedos apontados para cima.

- *Vitarka Mudra*: Mudra do ensinamento. Mão direita na altura do peito, com a palma voltada para a frente. O polegar e o indicador unem-se formando um círculo. A mão esquerda fica apontada para baixo com a palma voltada para a frente ou fica apoiada no colo com a palma voltada para cima.

- *Varada Mudra*: Mudra da doação ou generosidade. Mão direita apontada para baixo com a palma voltada para fora.

- *Dharmachakra Mudra*: Mudra que movimenta a roda do *Dharma* (ensinamento). Com as mãos na altura do coração, os polegares e indicadores de cada mão formam círculos que se tocam. A mão esquerda fica voltada para dentro e a direita para fora.

- *Bhumisparsha Mudra*: Mudra que toca a terra (também chamado de "mudra da terra por testemunha"). A mão esquerda fica apoiada no colo com a palma voltada para cima. A palma da mão direita fica apoiada no joelho direito com os dedos apontados para a terra.

- ॐ *Dhyani Mudra*: Mudra da meditação. O dorso de uma das mãos (em geral, o da direita) fica apoiado na palma da outra mão, com as pontas dos polegares tocando-se levemente. Há muitas variações desse Mudra.

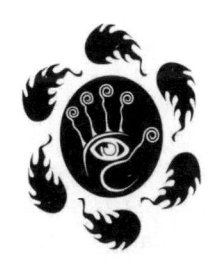

Budas, Bodhisatvas, Divindades Hindus e Mudras

Vamos interromper um pouco o assunto sobre os aspectos de cura dos Mudras e voltar o olhar para o panteão de deuses e deusas do mundo, em suas várias encarnações e Mudras. As crenças são muito subjetivas e dependem de uma série de fatores que podem variar, desde clima e topografia até mesmo aspectos econômicos e hábitos alimentares. A maioria dos deuses e deusas do oriente foi esculpida com grande habilidade, criatividade e imaginação. Mesmo hoje em dia, eles deslumbram as mentes mais brilhantes com suas formas, cores e Mudras que assumem para descrever os sentimentos, emoções e aspirações que representam.

Não é por acaso que nossas deidades apresentam vários Mudras. À medida que prosseguirmos no assunto, perceberemos que os Mudras escolhidos para personificação das deidades são muito específicos. Cada Mudra reflete um ponto de vista definido, pré-determinado para aquela deidade. Mas isso tudo não é novidade. Os Mudras são muito antigos. Mesmo antes de encontrarmos água em Marte, nossos ancestrais já conheciam o tremendo poder latente em nossos dedos. Assim, cada Mudra pertinente era transposto para a deidade escolhida, com base no papel que esperavam que ele ou ela desempenhasse em nossas vidas.

Budas

Nas várias escolas de Budismo* *Mahayana* (o "veículo maior") — que inclui o Budismo tibetano, o *ch'an* chinês, o *zen* japonês, etc.—, podemos reconhecer vários dos budas mencionados a seguir.

O Budismo *Theravada* (ou *Hinayana*, o "veículo menor", o Budismo do Sri Lanka, da Tailândia e de Burma) reconhece apenas Sakyamuni (e talvez Maitreya e alguns outros), da mesma forma que se referem a Amoghashiddhi como Sakyamuni, com as mãos em *Abhaya Mudra*. No Nepal, o Budismo tende a mesclar e reconhecer tanto os budas como as deidades hindus.

Os Cinco Budas Dhyani

Os cinco budas Dhyani são budas celestiais visualizados durante a meditação e considerados como grande "curadores" da mente e da alma. Não são figuras históricas como o buda Gautama (Sakyamuni), mas seres transcendentais que simbolizam os princípios ou forças universais divinos.

Akshobhya

Akshobhya é considerado o segundo buda *Dhyani* pelos budistas do Nepal. Ele está sentado na postura de *Vajraparyanka* e sua mão direita executa o Mudra *Bhumisparsha* (que toca a terra), invocando a terra por testemunha (Sakyamuni, em geral, adota a mesma postura). Ele representa o elemento cósmico primordial de *Vijnana* (consciência). Sua mão esquerda fica apoiada em seu colo, enquanto a direita repousa sobre o joelho direito, com a palma voltada para dentro e a ponta do dedo médio tocando o chão. Seu veículo é um par de elefantes e seu símbolo é o *Vajra* (raio). Sua contraparte feminina é *Locana*.

---

*N.E.: Sugerimos a leitura de *Zen-Budismo e Literatura*, de Antonio Carlos Pereira Rocha, publicado pela Madras Editora.

Amitabha

Amitabha é o mais velho dos budas Dhyani. Ele habita o firmamento de *Sukhabati* em tranqüila meditação. Ele representa o elemento cósmico *Sanjna* (o nome). Seu veículo é um pavão. Ele está sentado na postura completa de lótus, perna direita sobre a esquerda, mão direita sobre a esquerda, apoiadas em seu colo com as palmas voltadas para cima em *Samadhi Mudra*. Sua contraparte feminina é *Pandara*. Amitabha significa "luz infinita" ou o incompreensível.

Amoghashiddhi

Amoghashiddhi é o quinto buda Dhyani. Ele aparece sentado na postura completa de lótus, com a perna esquerda sobre a direita, a mão esquerda aberta apoiada no colo com a palma voltada para cima e a direita em *Abhaya Mudra*. Ele representa o elemento cósmico de *Samskara* (o ciclo de nascimento e morte). Sua cor é o verde e seu símbolo é o *viswa vajra* ou o raio duplo. Ele é a personificação da estação chuvosa. Seu veículo é *Garuda*.

Ratna Sambhav

Ratna Sambhav é considerado o terceiro buda *Dhyani*. Seu símbolo é a pedra preciosa e suas mãos estão em *Varada Mudra* (a dádiva da doação). Ele representa o elemento cósmico de *Vedana* (sensação). Sua cor é o amarelo e sua contraparte feminina é *Mamaki*.

Vairochana

Vairochana é considerado pelos budistas do Nepal como o primeiro dos budas *Dhyani*. Ele representa o elemento cósmico de *Rupa* (forma). Sua cor é o branco e suas mãos estão pousadas sobre o peito com as pontas dos polegares e dos dedos médios unidas em *Dharmachakra* (anunciação). Seu correspondente feminino é *Vajradhatviswari*.

Bhaisajya

Conhecido como buda da medicina ou da cura, ele proporciona terapia espiritual se for corretamente reverenciado. Ele usa uma veste monástica e senta-se com as pernas cruzadas. A mão esquerda fica apoiada sobre o colo em Mudra de meditação, segurando uma cuia de medicamentos, enquanto a direita executa o Mudra da caridade e segura um galho com uma fruta ou somente uma fruta de *myrobalan*, uma planta medicinal encontrada na Índia.

Hotei (também chamado de Budai ou o Buda Sorridente)

Esse é o nome do mestre zen chinês Poe-Tai Hoshang (séculos X e XI). Gordo, grotesco e amável, ele simboliza o estado de bem-aventurança que pertence àqueles que reconhecem sua natureza búdica ou seu buda interior. Ele é amado no mundo todo e reverenciado por muitos como o deus da Boa Fortuna (ele também é considerado por alguns como uma forma de Maitreya).

Buda Maitreya

O buda do futuro. É geralmente representado em pé, segurando uma haste de lótus em sua mão direita, ou sentado com as pernas suspensas ou com a esquerda por baixo e a direita sobre a coxa esquerda, com as mãos em *Dharmachakra Mudra* (Mudra do ensinamento).

Buda Sakyamuni

Acredita-se que o buda Gautama tenha tido 550 encarnações. Para distingui-lo dos demais, ele é conhecido como Sakyamuni (sábio do clã Sakya). Nascido em 563 a.C. em Lumbini, no Nepal, era filho do rei Suddhodana e da rainha Mayadevi. Ele alcançou a iluminação após seis anos de meditação e jejum. Morreu em Kushinagara aos 80 anos de idade. Em geral, aparece sentado em *padmasana* (postura de lótus) com a mão direita em *Bhumisparsha Mudra* (mudra que toca a terra). Algumas vezes é mostrado de pé com a mão direita em *Abhaya Mudra* (mudra da proteção).

Bodhisatvas

Amitayus

Amitayus é o nome dado a Amitabha em sua personificação como outorgante da longevidade. Ele é ricamente paramentado e usa 13 ornamentos. Seus cabelos são pintados de azul, tanto podem ser presos como deixados soltos caindo sobre os ombros. Ele fica sentado na postura completa de lótus com as mãos apoiadas no colo em *Dhyani Mudra*, segurando um pote de ambrosia, seu principal emblema.

Avalokiteswara

O bodhisatva da compaixão que protege contra os perigos. Seu mantra de invocação é *Om Mani Padme Hum* (Salve o Deus que está em mim). Ele é geralmente representado com cerca de mil braços e 11 cabeças. Uma mão direita permanece em *Abhaya Mudra* (da proteção). Diz-se que o Dalai Lama é uma encarnação de *Avalokiteswara*.

Tara Verde

Tara Verde é tida como consorte espiritual de Amoghashiddhi. De aparência semelhante à Tara Branca, sua mão esquerda segura uma flor de lótus semi-aberta e sua perna direita fica alongada. Supõe-se que ela reencarne em todas as mulheres de bem.

Chenrezig de Quatro Braços

Chenrezig de quatro braços é uma forma de Avalokiteswara. Ele usa toda espécie de ornamentos e sua cor é o branco. Ele tem quatro braços e segura um rosário na mão direita e uma flor de lótus aberta na esquerda. As duas outras mãos são elevadas ao peito com as palmas unidas em *Namaskar Mudra*, segurando uma "jóia" redonda (um símbolo do conhecimento).

Manjushri

Manjushri é o bodhisatva da sabedoria divina. No Nepal, ele é considerado o fundador da civilização nepali e o criador do Vale Kathmandu. Ele carrega a espada da luz e da sabedoria em sua mão direita e o manuscrito Prajnaparmita (o livro do conhecimento divino) à sua esquerda, sobre um botão de lótus. Sua mão esquerda está em *Jnana Mudra*.

Vajradhara

O buda Adi é considerado a mais alta divindade do panteão budista. Quando representado, recebe o nome de *Vajradhara*. Ele usa jóias e adornos e fica sentado na postura de meditação, segurando o *vajra* (raio) na mão direita e o *ghanta* (sino) na esquerda. As duas mãos estão cruzadas contra o peito em *Vajrahunkara* Mudra.

Vajrasatva

Vajrasatva, o sexto buda *Dhyani*, é considerado pelos budistas do Nepal como o sacerdote dos cinco budas *Dhyani*. Ele usa muitos ornamentos, uma rica veste e uma coroa. Ele é branco e senta-se com as pernas cruzadas na postura de meditação, segurando o *vajra* (raio) na mão direita com a palma voltada contra o peito e o *ghanta* (sino) na mão esquerda, que está apoiada sobre a coxa esquerda.

Tara Branca

Tara é uma deidade feminina do panteão budista. Tara Branca nasceu de uma lágrima de Avalokiteswara, o bodhisatva da compaixão. Acredita-se que Tara proteja os seres humanos enquanto cruzam o oceano da existência. Tara Branca é considerada consorte de Avalokiteswara e algumas vezes de Vairochana. Em geral, ela aparece sentada, vestida e coroada como um bodhisatva. Algumas vezes ela é tida como *Satalochana* ou a Tara de sete olhos. Ela tem olhos extras em sua testa, palmas das mãos e pés, e uma flor de lótus em um ou nos dois ombros. Ela aparece sentada em postura completa de *vajra* com a mão direita com concessão de dádivas e a esquerda no Mudra do ensinamento, segurando uma haste de lótus. Ela usa toda espécie de ornamentos preciosos e tem uma aparência muito bonita. Tara Branca é invocada com o objetivo de cura e prolongamento de vida.

Kuanyin

A forma chinesa feminina do bodhisatva da compaixão, Avalokiteswara, é conhecida no Japão como a "deusa da misericórdia", chamada *Kannon* (ou *Kanzeon Bosatsu*). Em geral, ela carrega um vaso contendo o néctar da compaixão, e algumas vezes um espanador que representa a obediência à lei budista e simboliza a compaixão. Algumas vezes ela é representada com as mãos unidas em *Anjali Mudra*.

Outros

Padmasambhava

Renomado e altamente instruído homem santo tântrico do norte da Índia, Padmasambhava foi ao Tibete a convite do rei Thi-Sron Detsan no século VIII e lá permaneceu por 50 anos, fundando monastérios e ensinando Tantra. Ele é representado sentado em uma plataforma de lótus com as pernas fechadas, a mão direita segurando um raio e a esquerda sobre o colo *(patra)*. Ele carrega seu símbolo especial, o *khatvanga*, pressionado contra o peito pelo braço esquerdo.

Je Tson-ka-pa

Je Tson-ka-pa nasceu no Tibete em meados do século XIV, e dizem que a árvore que cobria de sombra a casa que ele nasceu tinha a imagem de buda gravada em suas folhas. Ele era um reformista budista do norte e fundou a seita Gelugpa, a qual se tornou muito popular no Tibete e é considerada a mais importante até hoje.

Deidades Hindus*

Bhairav

Bhairav, o furioso aspecto tântrico de Shiva, é retratado nu, preto ou azul, com cabelos longos, desgrenhados, segurando uma espada em uma mão e uma vara com três crânios ou um laço na outra. Em geral, ele tem um cordão de crânios ao redor do pescoço e fica em posição deitada. Algumas vezes aparece abraçado à sua consorte Kali (*Bhairav Shakti*).

Brahma

Senhor da criação e deus da sabedoria, ele tem quatro faces voltadas para as quatro direções, representando as quatro qualidades da terra. Ele segura em suas mãos os Vedas (antigo livro da sabedoria e do aprendizado), um colar de pérolas para contar o tempo e uma colher sacrificial, símbolo da natureza espiritual. A quarta mão fica geralmente elevada em forma de benção. Ele também carrega água em um *Kamandalu* (pote de água), indicando que o universo está envolto em água.

---

*N.E.: Sugerimos a leitura de *Mitologia Hindu*, de Aghorananda Saraswati, publicado pela Madras Editora.

Durga

Uma forma furiosa de Parvati (consorte de Shiva), Durga é representada com muitos braços e uma arma em cada mão. Ao seu lado aparece o leão que é sua montaria, e ela segura uma clava e uma flor de lótus. Sua face permanece sempre calma e gentil.

Ganesha

Com cabeça de elefante, Ganesha, o deus da sabedoria e do sucesso e destruidor de obstáculos, deve ser cultuado antes dos outros deuses. Ele é um dos filhos de Shiva e é conhecido como *Siddhi Data*, ou aquele que concede sucesso no trabalho. Acredita-se que sua cabeça de elefante seja um emblema de sabedoria, e sua montaria (o rato chamado *Mooshika*), um emblema de sua sagacidade.

Kali

Kali, a forma furiosa de Parvati (consorte de Shiva), é a deusa dos mistérios. Em geral, é de cor preta ou azul e é representada sem roupas, exceto por uma coroa de cabeças decepadas com as línguas de fora.

Krishna

Assim como Buda, Krishna é considerado uma encarnação popular de Vishnu, simbolizando muitas virtudes, inclusive amor, devoção e alegria.

Ele é geralmente mostrado tocando uma flauta, apesar de muitas vezes ser representado como um pequeno bebê azul. Seu amor por Radha é uma alegoria da união da alma individual com Deus.

Lakshmi

Lakshmi, a deusa da fortuna, esposa de Vishnu, tem quatro mãos. As duas mãos da frente estão em *Varada* e *Abhaya Mudra*. As outras duas seguram um espelho e um pote de vermelhão. Ela é acompanhada por dois anões.

Mahavira

Freqüente e erroneamente considerado como fundador da religião Jain, na realidade Mahavira é o 24º *Tirthankara* (o que dá passagem). Ele é ligado à fundação do Jainismo moderno, uma religião que requer o total comprometimento com a não-violência (*ahimsa*). Ele foi contemporâneo de Buda e, de fato, o Budismo e o Jainismo têm muitos pontos em comum. Ficou famoso por seu asceticismo severo e completa rejeição ao mundo material — diz-se que, a partir do momento de sua renúncia, ele permaneceu nu e sem qualquer contato com comida, água, sono ou asseio.

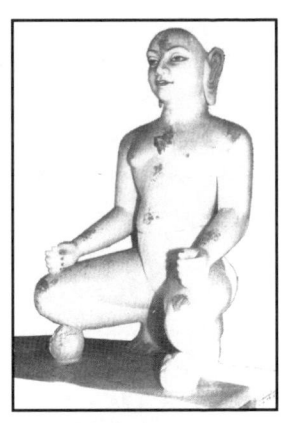

Mahavira em Kevalijnana Mudra

Nataraj, o Senhor da Dança

A dança representa Shiva como força de movimento do universo e seus cinco atos sobrenaturais de criação, preservação, destruição, incorporação e libertação (da ilusão da alma humana — libertação que se encontra no fogo da cremação, aqui simbolizada pelos anéis de fogo ao redor do dançarino).

Shiva é caracterizado no meio de uma dança com um pé sobre um demônio e outro em equilíbrio para o próximo passo. Com os cabelos esvoaçantes, ele segura o tambor de vidro do tempo (que simboliza os cinco ritmos de manifestação) e as cinzas do fogo com o qual destrói o universo.

Saraswati

Deusa do conhecimento, da música e da poesia, acredita-se que Saraswati conceda sabedoria e conhecimento àqueles que a invocam (é reverenciada por hindus e budistas). Ela é esposa de Brahma e é geralmente representada segurando uma *Vina* (instrumento musical de cordas). Sua cor é o branco e sua montaria, um pavão.

Shiva

Senhor da destruição e renovação do panteão hindu, Shiva tem muitas formas, entre elas: Shiva, o asceta meditativo; Nataraj, o senhor da dança; Bhairav-Shiva, em seu aspecto furioso; o andrógino Ardhanari, meio homem meio mulher; e em várias formas com sua consorte Parvati/Uma/Durga/Kali. Ele freqüentemente segura um tridente e um pequeno tambor, e seu transporte é *Nandi*, o búfalo divino. Ele é o pai de Ganesha.

Vishnu

Vishnu, o mantenedor e protetor, muito popular por sua natureza compassiva, é adorado tanto individualmente quanto em conjunto com sua esposa Lakshmi (deusa da fortuna). Ele é freqüentemente mostrado com quatro braços, na posição de pé. Em uma das mãos, ele segura uma roda *(chacra)* e, nas outras, uma clava *(gada)*, uma concha *(shankh)* e um botão de lótus *(padma)*. Ele usa um diadema *(kirit)* na cabeça e permanece sobre um pedestal de lótus. Krishna, Rama e o buda Sakyamuni são tidos como encarnações de Vishnu.

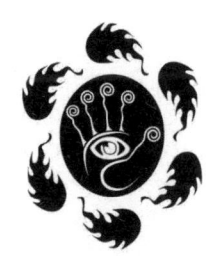

Como Praticar um Mudra

Os Mudras são muito fáceis de serem executados. Seus efeitos se potencializam quando combinados com a prática de Reiki.* O praticante pode, então, sentir a energia fluir mais intensamente. Não existem regras rígidas ou longas, mas algumas diretrizes certamente ajudarão.

Comece cada sessão de Mudra pela "lavagem" das mãos (esfregue as mãos, uma contra a outra, por dez vezes e mantenha-as em frente ao chacra umbilical); isso ajudará a canalizar a energia para suas mãos. Se você tiver o grau II de Reiki, pode lançar o *símbolo da Força* e o *símbolo Mental/Emocional* (ou qualquer outro símbolo que você prefira) sobre suas mãos.

À medida que você for lendo este livro, encontrará referências a muitos Mudras. Uma regra prática: quando os dedos se tocam, a pressão que se exerce deve ser sempre leve, suave, e as mãos devem estar relaxadas.

Os Mudras podem ser realizados em qualquer posição. A pessoa pode estar sentada, de pé, deitada, ou mesmo caminhando. O corpo deve estar solto, relaxado e centrado. É importante não ficar tenso, porque isso impedirá o fluxo de energia. O objetivo dos Mudras é soltar, é viajar para dentro do estado de consciência e tranqüilizar.

---

*N.E.: Sugerimos a leitura de *Reiki — Amor, Saúde e Transformação* e *Reiki Universal*, ambos de Johnny De´Carli, Madras Editora.

Se estiver sentado, sente-se com as costas eretas, com as pernas cruzadas ou em uma cadeira de espaldar alto. Posicione os dedos conforme descrito em cada um dos Mudras e faça uma leve pressão sobre eles, o suficiente para sentir o fluxo de energia.

Os Mudras podem ser praticados a qualquer hora e em qualquer lugar, mas ajuda muito se puder estar no clima e ambiente adequados. Dessa forma, não haverá bloqueios e a energia fluirá facilmente. Os verdadeiros praticantes realizam seu ritual de Mudras antes de se deitarem e antes de se levantarem da cama, mas isso não é realmente importante, pois você pode realizá-los a qualquer hora. Por outro lado, há também muitos outros praticantes sérios que realizam os Mudras em diferentes horários.

Vá devagar com os Mudras. Não se apresse. Tente fazer alguns, devagar e com paciência. Não se apresse em fazer vários deles de uma vez. Tenha à mão o livro com as instruções e desenhos. É muito tentador fazê-los na seqüência, como se fosse um exercício militar, mas é exatamente isso que você não deve fazer.

Sinta os Mudras trabalharem dentro de você, mas não espere milagres, para não se desapontar quando nada acontecer. As mudanças que você experimentará serão holísticas. À medida que sua mente se curar, o corpo responderá e você começará a se sentir cada vez melhor. Para que eles curem, é preciso que a mente tome a dianteira, e isso pode levar algum tempo. Aguarde. Não desista. A cura da mente será lenta, mas com certeza você experimentará maravilhosos sentimentos de alegria e sublimação e, por fim, a recuperação será completa e duradoura. O corpo também adoece sempre que a mente está inquieta, então é possível que diferentes séries de Mudras devam ser utilizadas em momentos diferentes.

Logo, com a prática contínua dos Mudras, junto com a visualização e as afirmações, você descobrirá que embarcou em uma viagem completamente nova de autodescobrimento. Há energia de chacra em uso, o humor se eleva e surge uma nova sensação de calma e cura. Finalmente, o praticante é retirado das necessidades mundanas da vida comum. Ou melhor, ele a enfrenta sem maiores esforços. O que antes parecia sem esperança, agora não é mais um problema.

Há diferentes pontos de vista sobre quanto tempo um Mudra deve ser mantido. Alguns recomendam que seja 45 minutos por dia. Se for um tempo muito longo, divida-o em três períodos de 15 minutos cada. Outros, ainda, têm opinião própria sobre o assunto, mas é extremamente benéfico se você praticá-los com regularidade, como um exercício diário, na hora das refeições ou do medicamento, ou de qualquer outra coisa que você faça regularmente. É sempre bom descontinuar a prática do Mudra quando o benefício tiver sido alcançado. No começo, você pode sentir cansaço, mas isso é um bom sinal. Quando você começar a se sentir bem por um período cada vez maior de tempo, o que pode ser muito relativo, você poderá observar os Mudras trabalhando por você.

A respiração correta tem um papel vital. Quando expiramos profundamente, eliminamos não somente o dióxido de carbono, mas também despendemos energia. Faça uma pequena pausa entre a inspiração e a expiração. Quando precisar se acalmar, diminua a respiração, e quando precisar reanimar-se, intensifique-a. A respiração tem um papel muito importante. Quando ela é profunda, suave e fluente, tem um efeito calmante e regenerativo sobre o corpo.

Vários Mudras

O Mudra Om

Este é provavelmente o Mudra mais conhecido e o mais fácil de ser feito. Sente-se com as costas eretas. Crie o sagrado *Mudra Om*, conectando os dedos indicador e polegar da mesma mão (faça com as duas mãos). O polegar é o portal para a Vontade Divina (representado pelo *Chacra Coronário*) e o indicador é o Ego (representado pelo *Chacra Umbilical*). À medida que você pratica esse Mudra, pode fazer uma afirmação ou simplesmente entoar o mantra *OM* (pronuncia-se *AUM*). Inspire e diga para si mesmo: "Eu sou um com o universo". Na expiração afirme: "O universo e eu somos um só". Esse Mudra é muito bom quando sua vida precisa de paz e tranqüilidade.

Mais adiante, falaremos um pouco mais sobre os *chacras*. Neste livro, também elaboramos as visualizações necessárias para otimizar as aspirações.

Faça afirmações de forma positiva, visualizando corretamente um estilo de vida, e você logo sentirá os benefícios.

O Mudra do Buda Sorridente

Mundialmente famoso por meio das pinturas e esculturas, esse é um gesto e um exercício de felicidade e abre o fluxo de energia para o coração. Quase todas as casas têm uma estátua do buda sentado. Observe-a cuidadosamente. Você verá o buda sentado em diferentes Mudras.

Sente-se confortavelmente com as pernas cruzadas ou em uma cadeira de espaldar alto. Dobre os dedos mínimo e anular e pressione-os contra o polegar. Mantenha os dedos indicador e médio esticados (de forma confortável, sem forçar) e a palma da mão voltada para fora. Empurre os cotovelos em direção ao corpo (até o ponto que seja confortável) e mantenha um ângulo de 30 graus entre o braço e o antebraço. Mantenha os antebraços paralelos.

Concentre-se no ponto entre as sobrancelhas (terceiro olho) e mentalmente entoe *Sa Ta Na Ma* (*Sa* — Infinito, *Ta* — Vida/Existência, *Na* — Morte, *Ma* — Renascimento/Luz). Pode ser feito sem a entoação, mas você deve tentar, pelo menos, concentrar-se no ponto do terceiro olho. O foco é essencial.

Mantenha os cotovelos junto ao corpo e o peito para fora (costas eretas). Permaneça por cerca de dez minutos, então inspire profundamente, expire, abra e feche os punhos várias vezes e relaxe. Desfrute dessa experiência! Combata preocupações, depressão, impaciência, raiva, medo e outras emoções. Esse Mudra pode ser feito em qualquer lugar.

Os dedos também correspondem à emoções e aos órgãos principais. Por fora e por dentro dos dedos correm os meridianos com seus diversos pontos de acupuntura.* Ao pressionar ou apertar as

---

*N.E.: Sugerimos a leitura de *Acupuntura — Tudo o que Você Sempre Quis Saber*, do dr. Gary F. Fleischman, publicado pela Madras Editora.

laterais dos dedos, de acordo com suas necessidades, você pode atingir tanto a emoção quanto o órgão correspondente. Isso é chamado de acupressão.

Mais adiante, falaremos sobre os dedos e sua importância nos Mudras e na manutenção do equilíbrio mente-corpo.

Ganesha Mudra

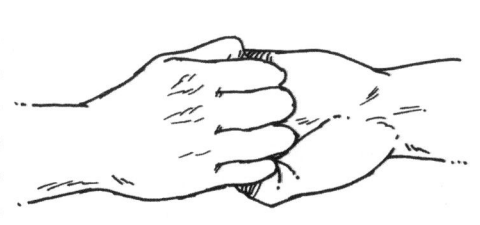

Ganesha, o deus-elefante, é universalmente conhecido como demolidor de obstáculos. Nesse Mudra, a mão esquerda é mantida em frente ao peito com a palma voltada para fora. Dobre os dedos e enganche a mão esquerda na direita, que fica com a palma voltada para dentro. Expire e puxe vigorosamente as mãos, uma para cada lado, sem soltar o aperto. As mãos estão em frente ao peito e esse movimento irá tensionar os músculos do antebraço e da área do peito. Inspire e relaxe a tensão. Repita seis vezes. Mude a posição das mãos e repita o exercício por mais seis vezes. Depois, solte as mãos e permaneça um instante em silêncio.

Esse exercício também pode ser feito com um cotovelo apontado para cima e o outro para baixo. Pratique esse Mudra uma vez por dia e ele fortalecerá os músculos cardíacos, abrirá os tubos bronquiais e aliviará a tensão. Ele também abre o quarto chacra e confere confiança ao praticante.

Ushas Mudra

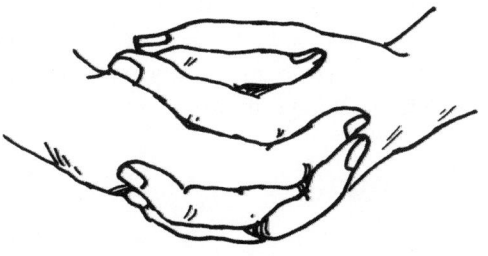

Pode ser feito assim que acordar pela manhã. Ainda na cama, coloque as mãos na nuca com os dedos entrelaçados. Inspire várias vezes vigorosa e profundamente. Abra bem os olhos e a boca e pressione os cotovelos de encontro ao travesseiro. As mãos devem estar cruzadas de forma que o polegar direito fique sobre o esquerdo, pressionando suavemente.

As mulheres devem colocar o polegar direito entre o polegar e o indicador esquerdos, pressionando-o com o polegar esquerdo. Isso pode ser feito todos os dias por dez a 15 minutos. Ele trabalha o segundo chacra, o centro da sexualidade e da criatividade.

Pushan Mudra

Nesse Mudra, as pontas do polegar, indicador e dedo médio da mão direita estão unidas, e os outros dois dedos, anular e mínimo, estão estendidos. Em seguida, una o polegar, o dedo médio e o anular da mão esquerda e deixe o indicador e o dedo mínimo estendidos.

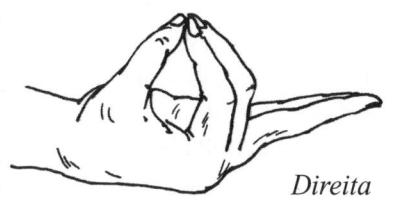

Direita

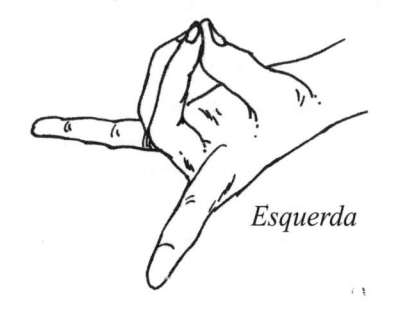

Esse Mudra é dedicado ao deus-sol. Uma das mãos representa aceitação e recebimento e a outra, desprendimento. Esse Mudra ajuda a digestão e excreção.

Esquerda

Ele também pode ser executado de outra forma. Com as duas mãos, conecte as energias unindo as pontas do polegar, anular e mínimo, deixando os dedos médio e indicador alongados.

Esse Mudra ajuda o sistema excretor e estimula a mente. Tanto uma forma como a outra pode ser praticada quatro vezes ao dia, durante cinco minutos.

Mudra Bronquial

Como o próprio nome sugere, esse Mudra é muito bom para problemas respiratórios. Execute-o com as duas mãos. Coloque o dedo mínimo na base do polegar, o anular na junta superior do polegar e o dedo médio na parte superior do polegar. O dedo indicador fica estendido. Esse Mudra pode ser feito todos os dias, por alguns minutos.

Ele pode ser executado junto com o *Asthma Mudra*, que também é feito com as duas mãos. Pressione as unhas dos dedos médios enquanto os outros dedos permanecem estendidos. É muito eficaz nos ataques de asma.

Os Mudras *Bronquial* e *Asthma* podem ser feitos por alguns minutos, um após o outro, até que a respiração se normalize. Nos tratamentos prolongados, esses dois Mudras podem ser feitos cinco vezes ao dia, durante cinco minutos cada vez.

Pran Mudra

O *Pran Mudra* ativa o chacra raiz e aumenta a vitalidade. Pode ser executado durante meia hora por dia ou em três vezes de 15 minutos cada.

Junte as pontas do polegar, anular e mínimo, mantendo os dedos médio e indicador, alongados. Esse Mudra pode ser feito com as duas mãos.

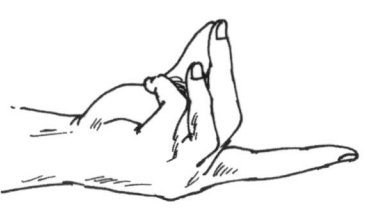

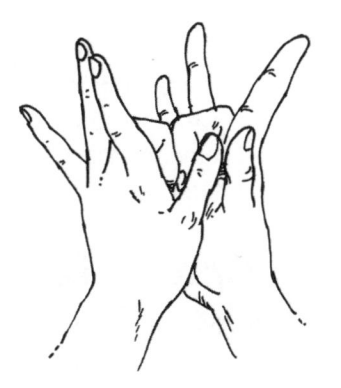

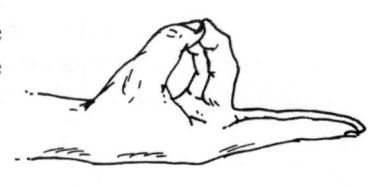

Linga Mudra

Nesse Mudra, una as palmas das mãos e entrelace os dedos. Um dos polegares permanece voltado para cima, circulado pelo polegar e pelo indicador da outra mão.
Mantenha as mãos em frente ao peito. Isso pode ser feito três vezes por dia, durante 15 minutos.

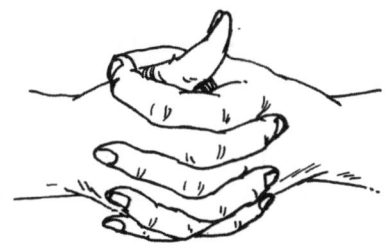

Esse Mudra estimula o sistema imunológico do corpo e libera o muco dos pulmões.

Acredita-se que o *Linga Mudra* deixe o corpo mais resistente a resfriados e infecções do peito. As pessoas que sofrem de gripes e infecções incuráveis do peito são aconselhadas a praticar esse Mudra.

Acharya Keshav Dev diz que esse Mudra gera calor no corpo e "queima" a fleuma acumulada no peito, possibilitando uma capacidade mais rápida de recuperação.

Esse Mudra também ajuda na redução de peso. Contudo, devido ao calor que gera, pode causar um estado de letargia. Aqueles que querem perder peso com essa prática devem consumir alimentos frescos, como frutas, ou beber o máximo de água que puderem — no mínimo oito copos por dia.

Apan Mudra

É chamado de Mudra da energia. O polegar, o dedo médio e o anular unem-se enquanto o mínimo e o indicador ficam estendidos. Pode ser feito por 45 minutos ou três vezes de 15 minutos cada por dia.

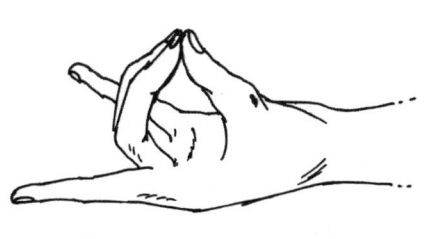

Esse Mudra ajuda a remover as toxinas do corpo. Ele também produz um efeito de equilíbrio mental e ajuda a desenvolver confiança e equilíbrio interior.

Shankh Mudra

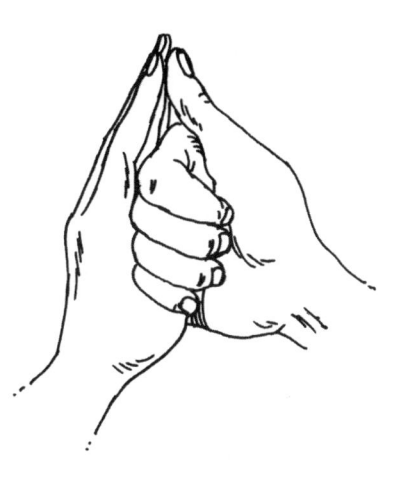

Esse Mudra é muito comum nos templos hindus, onde a concha do mar é soprada durante todos os rituais. Nesse Mudra, a posição e a forma como as mãos ficam travadas, simulam o formato de uma concha.

Circule o polegar da mão esquerda com os outros quatro dedos da mão direita. Encoste o polegar direito no dedo médio da mão esquerda. Juntas, as duas mãos parecem uma concha do mar. Esse Mudra pode ser praticado três vezes por dia, durante 15 minutos. Mantenha as mãos em frente ao osso esterno e entoe o mantra *OM*.

Esse Mudra é muito bom para problemas de garganta. Hoje em dia, os Mudras são praticados no mundo todo e têm sido incluídos em várias escolas de autodesenvolvimento e crescimento. É interessante notar que, na maioria deles, não há como fugir das origens indianas, e o *Shankh Mudra* é um exemplo claro disso.

Surabhi Mudra

Esse Mudra pode parecer um pouco complicado, quase como os dedos de uma pessoa que movimenta marionetes com fios. Vamos lá... O dedo mínimo da mão esquerda deve tocar o anular da mão direita e o dedo mínimo da mão direita deve tocar o anular da esquerda. O dedo médio de uma mão deve tocar o indicador da outra, e vice-versa. Os polegares ficam estendidos.

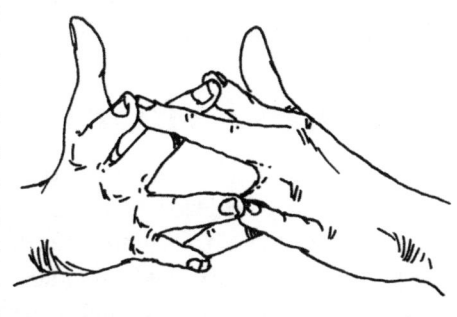

Esse Mudra é considerado uma ferramenta efetiva contra o reumatismo e pode ser feito três vezes por dia, por 15 minutos.

Vayu Mudra

Vayu significa vento e esse Mudra é especificamente indicado para eliminar flatulência. Acredita-se que tenha efeito quase imediato e, assim que o problema desaparece, deve-se parar com o Mudra. Se a condição for crônica, o Mudra pode ser feito três vezes ao dia, por 15 minutos.

No *Vayu Mudra*, dobre o dedo indicador de cada mão até que a ponta toque o monte do polegar. Pressione suavemente o polegar contra o indicador. Os outros três dedos devem permanecer estendidos e relaxados.

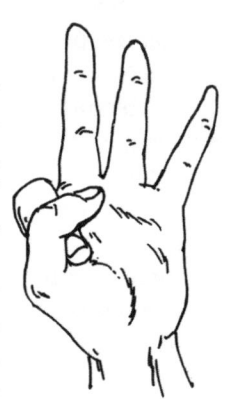

Shunya Mudra

O dedo médio deve ser dobrado até que toque o monte do polegar e com o polegar faça uma suave pressão sobre o dedo médio. Os outros dedos permanecem estendidos e relaxados. Deve ser feito com as duas mãos.

É especialmente indicado para problemas de ouvido e de audição, podendo ser executado três vezes por dia, durante 15 minutos.

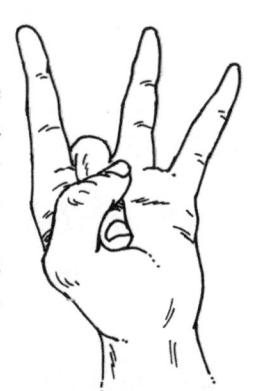

Prithvi Mudra

A extremidade do polegar deve ser colocada no topo do dedo anular, fazendo uma pequena pressão. Os outros três dedos permanecem relaxados e estendidos. Pode ser feito com as duas mãos, três vezes ao dia, durante 15 minutos.

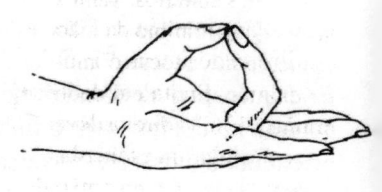

Esse Mudra ativa o chacra raiz, que aloja nossa energia vital ou força elemental. A energia vital é necessária para uma vida plena e feliz.

É possível sentir quando essa enorme energia vital se esvai. Quando há uma queda dessa energia, a pessoa sente-se física e psicologicamente drenada. As pessoas adoentadas são um bom exemplo de energia vital baixa. É essencial para a vida que essas deficiências de energia sejam corrigias, e o *Prithvi Mudra* é uma ferramenta ideal para esse caso.

Varuna Mudra

Esse Mudra é muito bom para se livrar do excesso de muco no estômago ou nos pulmões. Uma sobrecarga de muco é normalmente associada à sobrecarga de estimulação nervosa em pessoas muito preocupadas. De seu ponto de vista, essas pessoas acham que devem trazer para si todas as responsabilidades, e isso se reflete em seus corpos na forma de acúmulo mucoso.

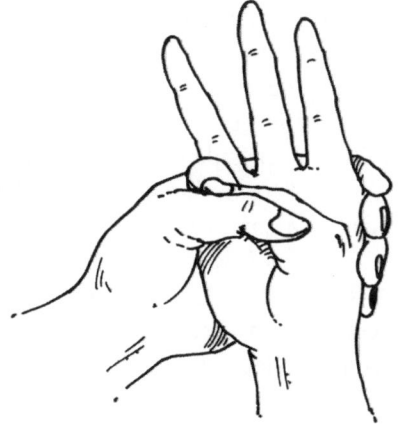

Nesse Mudra, dobre o dedo mínimo da mão direita até que a ponta dele toque o monte do polegar direito. Em seguida, coloque o polegar sobre o dedo mínimo. Com o polegar esquerdo pressione suavemente o polegar e o dedo mínimo da mão direita, enquanto a mão esquerda circunda gentilmente a mão direita por trás, cobrindo o dorso da mão direita.

Bhudi Mudra

Mais de 80% do corpo humano é formado de água, e é essencial que se mantenha o correto equilíbrio de água no corpo.

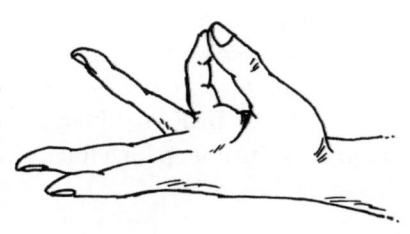

A quantidade diária de água ou líquidos que uma pessoa necessita é muito individual e não há uma regra geral, mas é sempre bom que se ingira, no mínimo, dez ou mais copos de água por dia. Se tomar água demais, não vai fazer mal, e é sempre melhor beber mais do que menos. Existe também a famosa cura pela água, que indica a ingestão de grandes quantidades de água em determinadas horas do dia. Mas seja lá o que se diga ou faça, a água é vital para o corpo humano e não há dúvidas sobre isso.

A água possui uma enorme energia. Sua fonte e seu recipiente são igualmente importantes. Muitos estudos têm demonstrado que a energia das moléculas de água varia de um lugar para outro, dependendo de vários fatores como geografia, clima, guerras, pestes, epidemias, pobreza, sofrimento, felicidade e muitas outras razões diferentes. Até mesmo o estado de ânimo da população afeta a qualidade da água que bebemos em nossas cidades, e por isso é tão importante fervê-la e filtrá-la antes de ingeri-la. As fases da lua também são importantes sobre o fluxo de água no corpo. Por isso é muito importante a quantidade e a qualidade da água que tomamos durante toda nossa vida.

O *Bhudi Mudra* ajuda a manter o equilíbrio dos fluidos corporais. A extremidade do polegar deve unir-se ao dedo mínimo enquanto os demais dedos permanecem estendidos e relaxados. Faça isso com cada uma das mãos, três vezes ao dia, durante 15 minutos.

Apan Vayu Mudra

É chamado de salva-vidas e é o primeiro socorro no caso de um ataque cardíaco. Os Mudras são excelentes para a saúde. Não há dúvida quanto a isso.

Para cada problema imaginável existe um Mudra que possibilita a cura. *Mas preste atenção: se você sofre de alguma doença, por favor, consulte seu médico.* **NÃO USE** os Mudras como um substituto para o tratamento médico.

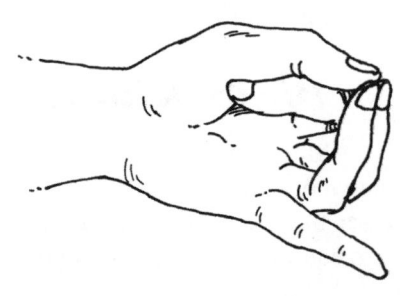

Isso é particularmente importante, principalmente quando se trata de problemas cardíacos. Problemas como flatulência, dores de ouvido e diminuição de energia vital podem não matar instantaneamente, mas quando se trata de órgãos sensíveis como o coração, por favor, não confie apenas nos Mudras. Siga sempre as orientações do seu médico e use os Mudras como elemento preventivo ou como paliativo, em conjunto com a medicação adequada.

Uma pessoa que já teve problemas cardíacos pode comprovar isso, por meio da redução do *vayu tatva* e do *apan vayu* de seu corpo. Isso pode ser conseguido com a prática do *Apan Vayu Mudra*. Neste Mudra, o indicador é levado para o monte do polegar e as extremidades dos terceiro e quarto dedos unem-se ao polegar. O dedo mínimo deve permanecer estendido e relaxado. Pode ser feito com cada uma das mãos, três vezes ao dia, por 15 minutos, ou até que se sinta o efeito desejado.

Acredita-se que ele tenha efeito imediato em casos de emergência. Pode ser usado também por um período indeterminado de tempo, para fortalecer o coração. Mas, como já advertimos, os Mudras não substituem a medicação.

Mudra das Costas

Esse é um Mudra excelente para dor nas costas. Existem muitas razões para a dor nas costas e o estresse, certamente, é uma delas.

Na verdade, o estresse é uma das causas principais. Esse Mudra é feito com as duas mãos. Una as extremidades do polegar, do dedo médio e do dedo mínimo da mão direita, deixando os dedos indicador e anular estendidos e relaxados. Na mão esquerda, coloque a unha do indicador na junta do polegar. Pode ser feito quatro vezes ao dia por quatro minutos.

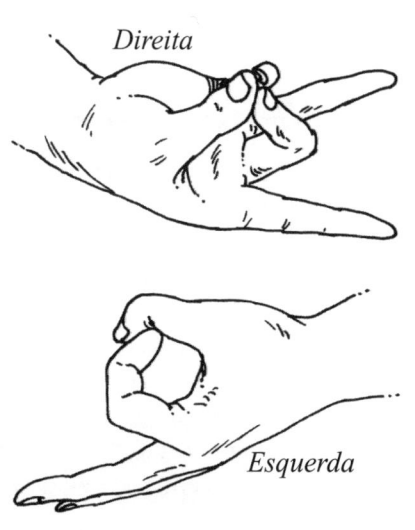

Kubera Mudra

Esse Mudra é dedicado ao deus da prosperidade. Nele você utiliza três dedos — una as extremidades do polegar, indicador e dedo médio e dobre os outros dedos, apoiando-os no centro da mão. Isso deve ser feito com cada uma das mãos.

Esse Mudra é simplesmente extraordinário. Aqui os três dedos representam Marte, Júpiter e Saturno. Marte (o polegar) representa a força; Júpiter (o dedo médio), o resplendor; e Saturno (o indicador), a fixação no essencial. Quando esses três dedos se fecham, acompanhados pela força do pensamento, ocorre a potencialização da energia.

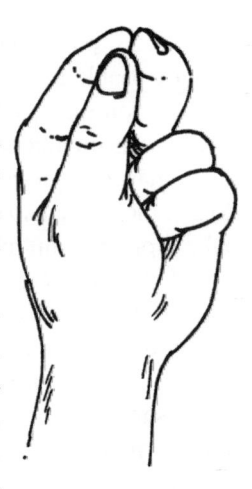

Esse Mudra não é apenas para dinheiro. Pode ser usado para muitos objetivos específicos. Se você precisa muito de alguma coisa, foque sua atenção nela, visualize-a e faça o *Kubera Mudra*. Ele tem o objetivo de trazer forças renovadas. Faça seu pedido. Peça o que você precisa, mas de forma bem positiva. Pressione bem os dedos. Seja sincero, positivo e honesto consigo mesmo. O *Kubera Mudra* descongestiona os seios frontais.

Kundalini Mudra

Os tradicionalistas podem discutir à exaustão, mas já foi medicamente provado, e acima de qualquer argumentação, que sexo é essencial para o bem-estar pessoal. Um orgasmo sexual com um parceiro compatível é o mais próximo do santuário interior do mais puro prazer a que um ato terreno pode nos levar.

O momento do orgasmo, como todos sabemos, é um momento de absoluto prazer, e o sopro de êxtase permanece ainda depois do ato.

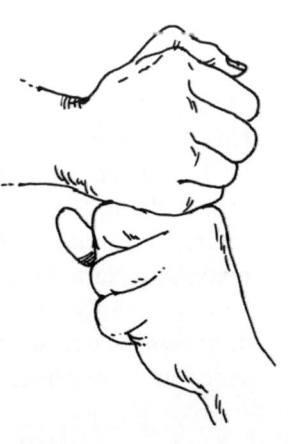

Uma prática sexual boa e regular depende de vários fatores como: boa saúde, dieta apropriada, estar livre de estresse e preocupações e, mais importante, um parceiro igualmente receptivo. O ambiente ideal e outros detalhes, como boa música e fragrâncias excitantes, também ajudam. Uma vida de bom relacionamento sexual é uma vida alegre e de boa saúde. O desejo sexual deve ser saciado, com ou sem parceiro. As secreções sexuais têm uma função de limpeza e, quando você aceita e atende às necessidades do corpo, surge uma equanimidade resplandecente.

O *Kundalini Mudra* é associado à força sexual que precisa ser despertada. É a unificação do masculino e do feminino. Nesse Mudra, as duas mãos formam um punho solto. Alongue o dedo indicador esquerdo e coloque sua extremidade na base interna do polegar direito. Os outros dedos da mão direita se fecham ao redor do indicador esquerdo. É como se a mão direita fosse uma luva sensualmente confortável para o indicador esquerdo. Mantenha esse Mudra o mais próximo possível do abdome. Execute três vezes ao dia, durante 15 minutos. Muitas escolas de ioga e até mesmo de artes marciais reconhecem o imenso poder da fonte de energia sexual humana. É o receptáculo da regeneração e da criatividade; uma forma mais potente do que a fissão nuclear.

Ksepana Mudra

Esse Mudra estimula a eliminação através do intestino grosso, da pele e dos pulmões. Ajuda a aliviar todo tipo de tensão. Como vivemos o tempo todo cercados de pessoas (e não há como escapar disso em países como a Índia), recebemos todo tipo de energias que podem ser negativas e esgotantes.

É essencial ter privacidade e estar só em alguns momentos.

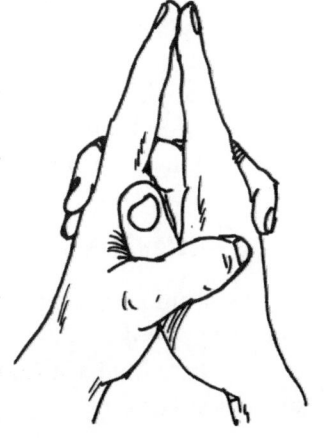

Sem isso, nossa energia essencial pode nos ser roubada, quase como se os nutrientes essenciais nos fossem roubados. Podemos enfraquecer e nossos sistemas imunológicos podem ficar comprometidos com esses contínuos e furiosos ataques de energia negativa. Apesar disso, poucas pessoas se dão ao luxo de trancar seus aposentos à cacofonia do mundo exterior em cidades como Mumbai, que está sempre funcionando em uma inoculação extra de adrenalina.

Nesse Mudra, os dedos indicadores das duas mãos devem ser colocados, verticalmente, um de frente para o outro. Os outros dedos são entrelaçados de modo que os dedos de uma mão fiquem apoiados no dorso da mão oposta. Os polegares se fecham firmemente, um sobre o outro. Somente as extremidades dos indicadores se tocam, devendo deixar um espaço entre eles. Quando você estiver sentado, os indicadores devem estar apontados para o chão, e quando deitado, eles devem estar apontados em direção aos pés. As mãos devem ficar relaxadas.

O *Ksepana Mudra* deve ser mantido durante sete a 15 respirações, concentrando-se na expiração. Depois, coloque as mãos sobre as coxas, com as palmas voltadas para cima.

Rudra Mudra

Una as pontas dos dedos polegar, indicador e anular. Os dedos médio e mínimo ficam alongados e relaxados. Faça isso com as duas mãos, por cinco minutos, de três a seis vezes ao dia.

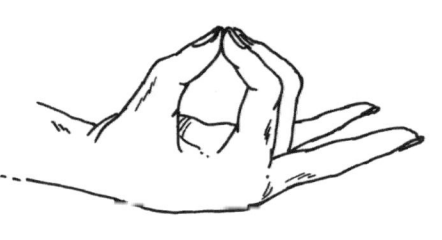

O *Rudra Mudra* fortalece o elemento terra e seus respectivos órgãos. É um ótimo antídoto para a fraqueza.

Garuda Mudra

De acordo com a mitologia hindu, Garuda é o pássaro místico que é montado pelo deus Vishnu. Ele é enorme, poderoso e considerado o rei do ar. Esse Mudra ativa o fluxo e a circulação sangüínea e ajuda a aliviar o cansaço.

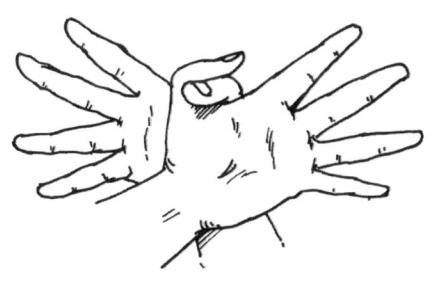

Nesse Mudra, enganche os polegares e coloque a mão direita sobre a esquerda, com as palmas voltadas para dentro, sobre o baixo abdome. Permaneça nessa posição por dez respirações e leve as mãos à altura do umbigo. Permaneça por mais dez respirações e então coloque as mãos na direção do estômago, permanecendo por mais dez respirações. Depois coloque a mão esquerda sobre o esterno, gire as mãos em direção aos ombros e solte os dedos. Execute esse Mudra três vezes ao dia, por quatro minutos.

Suchi Mudra

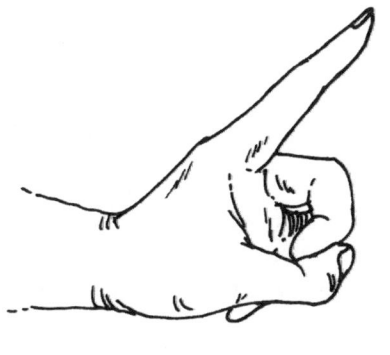

A boa saúde depende do bom funcionamento diário do sistema excretor. À medida que você prosseguir na leitura deste livro, perceberá que a eliminação pelo sistema excretor é um processo importante para a cura corpo-mente.

Essa limpeza não se limita somente ao corpo, mas é vital também para a mente e para a alma. O processo curativo tem múltiplos pontos.

Uma constipação prolongada, além do desconforto, leva a outros problemas médicos sérios. A limpeza intestinal é essencial na prática da ioga. Os desarranjos gastro e ano-retais são causados pelo estresse. Se você não tiver uma boa eliminação diária, isso poderá aumentar o estresse, trazer mais problemas físicos e emocionais e você acabará ficando em meio a um círculo vicioso.

Nesse Mudra, cerre os dois punhos e mantenha-os frente ao peito. Inspire e alongue o braço direito para o lado direito e aponte o indicador para cima. Ao mesmo tempo, alongue o braço esquerdo para o lado esquerdo. Mantenha a postura por seis respirações e volte à posição inicial. Repita seis vezes para cada um dos lados. Se a constipação for séria, execute esse Mudra quatro vezes ao dia. Para uma constipação não tão grave, repita-o de seis a 12 vezes pela manhã e à noite.

Mushti Mudra

Esse Mudra pode ser feito junto com o *Suchi Mudra,* pois também trabalha a digestão e ajuda a curar a constipação.

Nesse Mudra, dobre os dedos para o centro da mão e coloque o polegar sobre o dedo anular. Faça com cada uma das mãos. Mantenha o punho cerrado. Execute três vezes ao dia, durante 15 minutos.

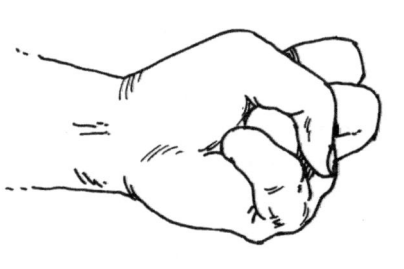

Matangi Mudra

Nesse Mudra, cruze as mãos em frente ao plexo solar. Os dedos são entrelaçados e os dedos médios ficam um contra o outro, tocando-se nas extremidades e deixando um espaço entre eles.

Execute três vezes ao dia por quatro minutos. Esse Mudra fortalece o estímulo respiratório no plexo solar.

Hakini Mudra

É um Mudra muito interessante e significativo que pode ser praticado em qualquer lugar a qualquer tempo.

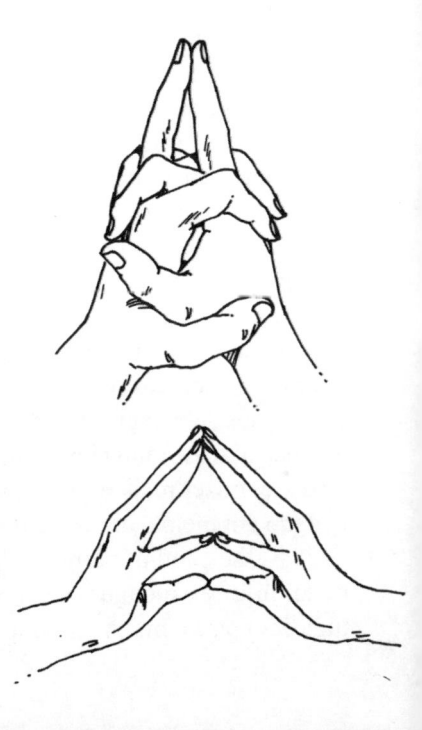

As pontas dos dedos das duas mãos se tocam, os olhos ficam voltados para cima. Durante a inspiração, que deve ser profunda, a ponta da língua toca as gengivas e, na expiração, ela fica solta. Esse Mudra estimula a memória.

Esse é um Mudra muito popular. Inconscientemente as pessoas sentam-se em contemplação com as duas mãos à frente e as pontas dos dedos se tocando como se estivessem em profunda meditação. É um Mudra bom para a mente.

Tse Mudra

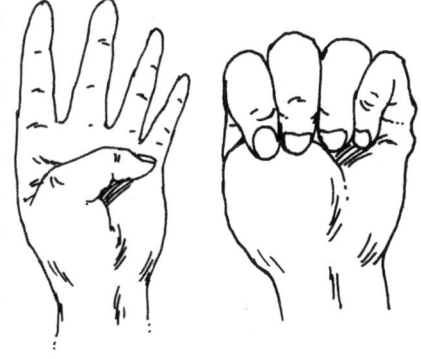

Nesse Mudra, coloque as duas mãos sobre as coxas. Coloque a ponta do polegar na base do dedo mínimo. Envolva o polegar com os demais dedos enquanto inspira suavemente. Segure a respiração por alguns instantes.

Expire suavemente e contraia o abdome. Em seguida, abra as mãos e imagine todas suas preocupações deixando seu corpo. Repita pelo menos sete vezes. É um Mudra muito bom para trabalhar problemas de depressão.

Mahasirs Mudra

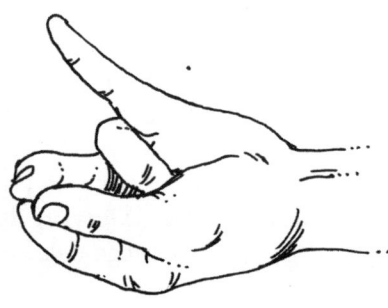

Aqui, as extremidades do polegar, indicador e dedo médio se tocam. Alongue o dedo mínimo e leve o anular em direção ao polegar. Faça isso com cada uma das mãos, três vezes ao dia, por seis minutos.

Esse Mudra é bom para dores de cabeça. Ele alivia a tensão e elimina a congestão mucosa dos seios frontais.

Vajra Mudra

Os três dedos — médio, anular e mínimo — devem ficar dobrados e unidos com o polegar pressionado contra a lateral da unha do dedo médio. O indicador fica relaxado e estendido.

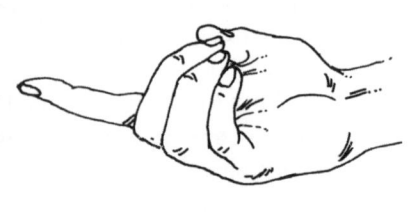

Faça com cada uma das mãos, três vezes ao dia, durante cinco minutos. Esse Mudra estimula a circulação.

Bhramara Mudra

Nesse Mudra, coloque o dedo indicador na base do polegar e a ponta do polegar na lateral da unha do dedo médio. Os dedos anular e mínimo permanecem alongados e relaxados. Faça com cada uma das mãos.

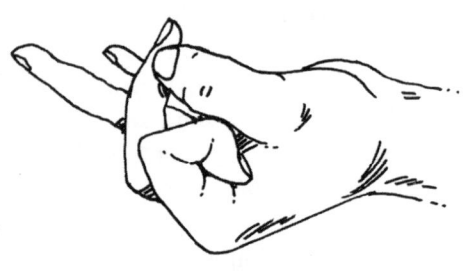

Pode ser executado quatro vezes ao dia, por sete minutos. Esse Mudra é bom para combater alergias.

Uttrabodhi Mudra

As duas mãos devem ser colocadas em frente ao plexo solar. Os indicadores e polegares das duas mãos se unem.

Os indicadores ficam apontados para cima e os polegares para baixo. Pode ser mantido o tempo que quiser. Esse Mudra revigora o organismo e carrega-o de energia.

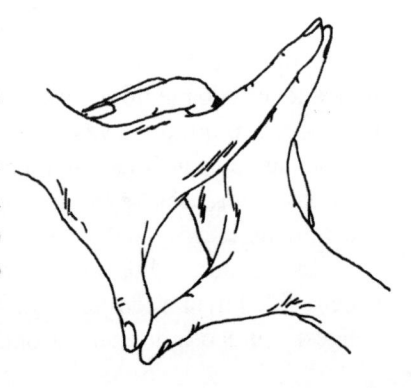

Mudra Desintoxicante

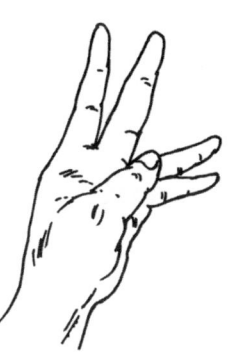

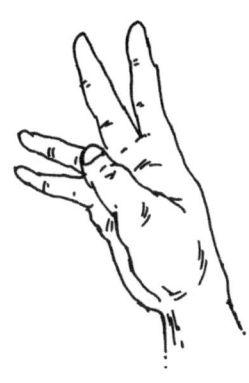

Esse Mudra é feito com as duas mãos. Coloque cada polegar na parte interna da terceira junta do dedo anular. Todos os demais dedos permanecem estendidos e relaxados.

Esse Mudra ajuda a desintoxicar o organismo, o que é muito importante se considerarmos todas as toxinas que se acumulam ao longo da vida, tanto física como emocionalmente.

A desintoxicação é um processo amplo, necessário para a "limpeza da casa". A sujeira deve ir para o lixo e deve ser criado mais espaço para energias positivas, que podem e devem preencher os espaços vazios do corpo e da mente. A desintoxicação é um processo holístico e deve ser feita regularmente.

A mente é um grande aliado nisso tudo. Torno a repetir que a mente desempenha um papel vital no processo de cura e isso acontece com todos os Mudras. Você tem que acreditar que eles funcionam e deve trabalhar para que as mudanças positivas ocorram. Não espere que os Mudras produzam curas milagrosas, simplesmente aprendendo a posição dos dedos e seguindo instruções fáceis. Existem muitos livros de auto-ajuda no mercado, e, se uma mudança de vida fosse assim tão simples, o mundo seria um lugar muito melhor. Tudo que uma pessoa precisaria fazer seria comprar um livro ou pegar emprestado em uma biblioteca!

Portanto, sempre que for praticar esses Mudras, interiorize-se, entre no recesso interno do espaço privado que existe dentro de você, peça perdão, deixe que a torrente de cura tome conta de seu ser, foque a mente em seu objetivo e então execute o Mudra. Dessa forma, com certeza, você terá dado os primeiros passos para a recuperação.

É um processo longo no qual você deve persistir. Todas as viagens internas são muito mais profundas, mais significativas e certamente mais duradouras do que qualquer coisa externa, e quando trabalhamos com calma e com nossa consciência, só precisamos de paciência.

Então, vá em frente com vontade e determinação.

Shakti Mudra

Esse Mudra tem um efeito calmante e ajuda a pessoa a dormir.

Una os dedos mínimos e anulares. Não pressione demais e deixe um espaço entre eles. Os outros dois dedos ficam dobrados por cima dos polegares que estão de encontro às palmas das mãos. Foque sua atenção na respiração e expire um pouco mais devagar. Execute esse Mudra três vezes ao dia, durante 20 minutos.

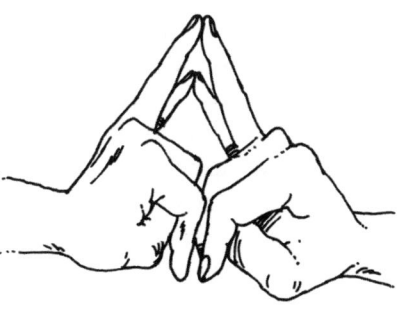

Maha Sacral Mudra

Esse Mudra é feito com as duas mãos. Os dedos anulares se tocam e os dedos mínimos unem-se aos polegares.

Mantenha essa posição por dez respirações. Em seguida, mude a posição, unindo os dedos mínimos e formando círculos com os anulares e polegares. Mantenha por mais dez respirações.

Esse Mudra pode ser executado três vezes ao dia, por sete minutos.

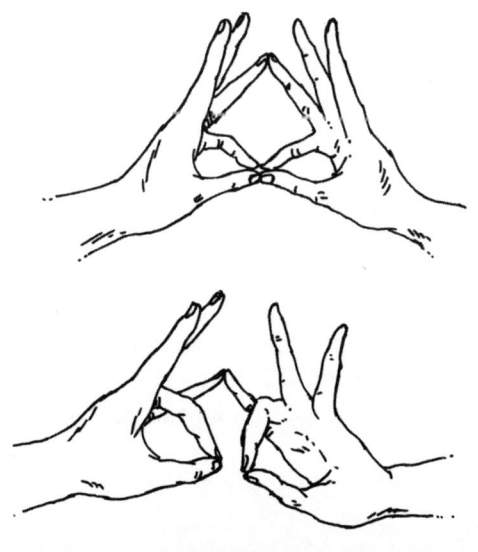

É muito bom para problemas do baixo ventre. Proporciona alívio das dores menstruais e dos problemas de próstata e bexiga.

Makara Mudra

Esse é o Mudra do crocodilo. Encaixe uma mão na outra de forma que o polegar direito fique apoiado na palma da mão esquerda, entrando pelo vão entre os dedos mínimo e anular da mão esquerda. Em seguida, una as pontas do polegar e do dedo anular da mão esquerda.
Deve ser feito três vezes ao dia por 10 minutos.
Esse Mudra ativa os rins e trabalha as reservas de energia.

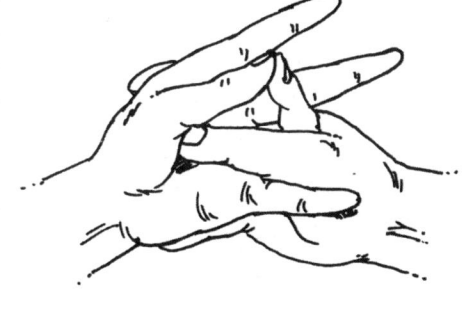

Mukula Mudra

Apesar de ser de fácil execução, é um Mudra bastante eficaz. Feche a mão unindo os quatro dedos ao polegar, de forma que sua mão pareça um cone. Coloque-a na parte do corpo que estiver precisando de mais energia. Pode ser feito com as duas mãos, cinco vezes ao dia, durante cinco minutos.

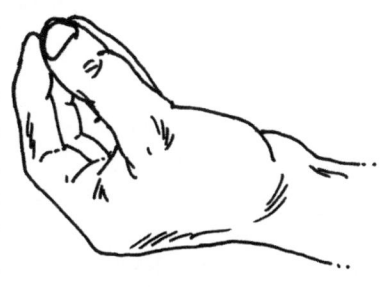

Esse Mudra é colocado sobre o órgão ou a parte do corpo que estejam tensos ou doloridos. Ele tem o objetivo de direcionar energia para um determinado lugar. Muitos órgãos estão relacionados a partes específicas do corpo. Coloque esse Mudra no local certo e você sentirá instantaneamente a diferença. É como um foco penetrante de energia de cura, como um raio laser ou um foco de luz direcionado para o ponto de interesse específico. Pode ser uma ferramenta eficiente no processo de cura.

Mudra das Articulações

Como o nome sugere, esse Mudra é muito bom para as articulações. Deve ser feito com as duas mãos. Na direita, uma polegar e anular, e na esquerda, uma polegar e dedo médio.

Esse Mudra pode ser executado quatro vezes ao dia, por 15 minutos. Ele é bastante eficaz e equilibra a energia nas articulações.

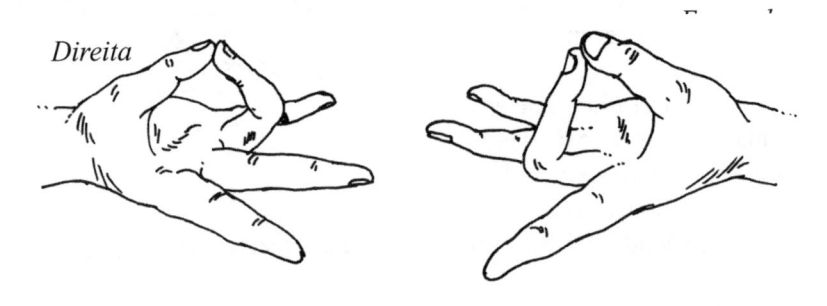

Direita

Kalesvara Mudra

Esse Mudra acalma a mente, é poderoso e pode mudar características do caráter e do comportamento. Pode ser praticado durante vinte minutos por dia.

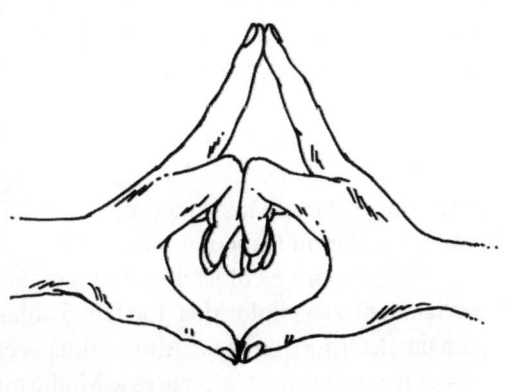

Nesse Mudra as pontas dos dedos médios devem se tocar, assim como as duas primeiras juntas dos indicadores e as pontas dos polegares. Os dedos mínimos e anulares são voltados para dentro. Os polegares ficam apontados para o peito e os cotovelos abertos nas laterais. Inspire e expire suavemente por dez vezes. Observe a respiração e vagarosamente alongue as retenções respiratórias após cada inspiração e expiração.

Shiva Linga

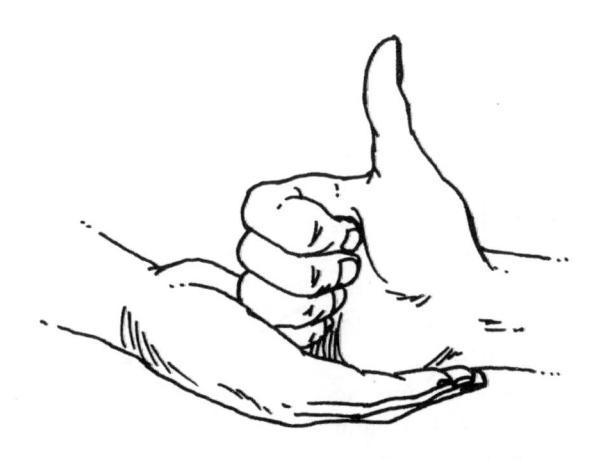

Na mitologia indiana, Shiva é o destruidor que abre caminho para novos pontos de partida. A menos que um círculo termine, o outro não pode ser iniciado. A natureza que resume a vida em seu mais puro *avatar* está repleta de términos e começos. O *Shiva Linga* ou falo de Shiva é a força masculina e o símbolo da destruição e conseqüente reconstrução.

Nesse Mudra, coloque a mão direita sobre a palma da esquerda, com o polegar apontado para cima. A mão esquerda fica em forma côncava. As mãos devem ser mantidas no abdome e os cotovelos apontados para fora e ligeiramente para frente. A mão direita fica fechada, com o polegar apontado para cima, e embalada pela mão esquerda.

Esse Mudra pode ser feito duas vezes ao dia, por quatro minutos ou até mais. Ele revigora e tem grande poder de cura.

Jnana Mudra ou Chin Mudra

Nesse Mudra, una as extremidades do polegar e do indicador, enquanto os outros dedos permanecem estendidos e relaxados. Faça com as duas mãos e coloque-as sobre as coxas em uma posição de relaxamento.

Se os dedos estiverem apontados para cima, é denominado *Jnana Mudra,* e, se estiverem apontados para baixo, chama-se *Chin Mudra.*

Há duas formas de fazer esse Mudra. No primeiro método, as extremidades do polegar e do indicador se tocam. No segundo, a ponta do indicador toca a primeira junta do polegar com uma leve pressão. Os dois métodos são diferentes. O primeiro é uma posição de recebimento passivo, e o segundo, de doação ativa.

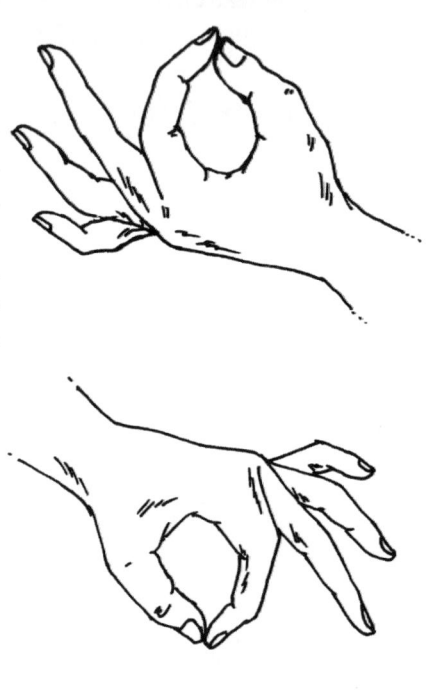

Esse Mudra tem grande efeito sobre a pessoa em diversos aspectos. Ele é encontrado em diferentes religiões através do mundo. É muito bom para concentração e assegura ordenação mental ao praticante.

Mudra Dinâmico

A meditação dinâmica, como a praticada no *ashram* de Osho, é pura energia e movimento (mais adiante, falaremos sobre Osho, Tantra* e Mudra). Como o próprio nome sugere, essa meditação

---

*N.E.: Sugerimos a leitura de *Tantra — O Poder da Serpente*, de Arthur Avalon, lançamento da Madras Editora.

é dinâmica. Ao final da sessão, a catarse é completa. Você se sente uma nova pessoa. Toda antiga bagagem é posta para fora e o lugar se prepara para um novo sentido. É como a limpeza de primavera. As folhas velhas caem e os novos botões afloram.

Menciono isso porque Osho tornou a meditação dinâmica famosa em todo o mundo e até mesmo escolas de administração adotaram-na após grande pesquisa científica. É algo que tem de ser feito para se entender e acreditar. Pessoas perdidas, desesperadas e abatidas emergem vitoriosas após uma sessão. É uma cena que deve ser vista. Homens e mulheres adultos, profissionalmente bem-sucedidos, mas ainda procurando por algo que dê sentido às suas vidas, perdidos nas dores da meditação dinâmica, gritando, pulando, viajando à exaustão e, em seguida, chorando como bebês, pondo tudo isso para fora como lixo, como um velho saco de ossos. É realmente um processo catártico eficiente, tanto para o praticante quanto para o observador.

O processo de limpeza tem sido repetido à exaustão em cada forma de autodesenvolvimento. Mesmo no *Vaastu* e no *Feng Shui* é bastante salientada a importância de espaço livre para que o prana flua e energize o organismo.

A desordem no plano físico ou metafísico impede o fluxo de energia. Em nossas vidas, devemos sempre revisar e ordenar essa desordem interior.

No Mudra Dinâmico, os dedos se movem com a mesma finalidade. Nesse tópico, cito Gertrude Hirschi, uma professora de ioga famosa no mundo inteiro, cujo trabalho é marcado não apenas pelo conhecimento, mas pela extrema compaixão e empatia. Ao ler o que ela escreve, você sente sua alma se elevar, como se tocasse as estrelas. Em suas palavras, na prática do Mudra Dinâmico, durante a expiração, você deve colocar a ponta de um dos dedos na ponta do polegar e, na inspiração, abrir os dedos novamente. "A cada movimento, pronuncie uma sílaba *mantra*. Faça com cada dedo das mãos."

Ela, então, explica qual *mantra* deve ser usado e de que forma: "Com o *saaa*, una polegar e indicador; com o *taaa*, una dedo médio e polegar; com o *naaa*, una anular e polegar; e com o *maaa*, una mínimo e polegar".

Gertrude ainda acrescenta: "Quando fizer pela segunda vez, pressione a unha em vez da ponta do dedo. Na terceira vez, pressione todo o dedo com o polegar, apertando-o contra a palma da mão". Esse Mudra pode ser praticado diariamente por meia hora. Como o Mudra é dinâmico, mantenha a respiração tranqüila. Inspire e expire de maneira uniforme. Esse Mudra acalma os nervos.

Dhyani Mudra

Este é um gesto de meditação. As duas mãos devem ser colocadas sobre o colo em forma côncava. A mão esquerda repousa sobre a direita e os polegares se tocam.

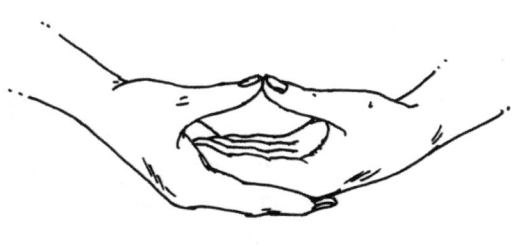

É uma postura clássica de meditação. A forma côncava das mãos indica que você é um receptáculo vazio, pronto para receber novas energias. Esse Mudra é como uma submissão. O praticante humildemente diz: "Estou pronto para receber".

Mudra de Lótus

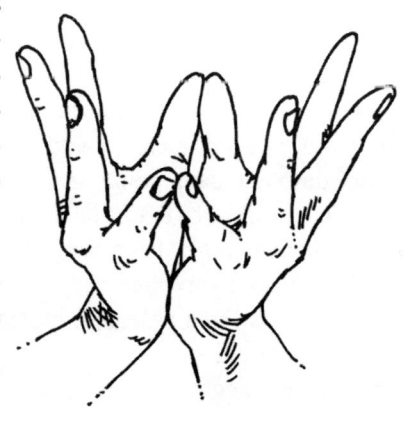

Una as mãos, mantendo os dedos relaxados e abertos, na posição vertical. As partes debaixo das palmas se unem, assim como as partes almofadadas dos polegares e dos dedos mínimos. Se as mãos estão fechadas, elas se assemelham a um botão de flor de lótus. Quando elas se abrem, é como se esse botão florescesse. Após quatro respirações profundas, feche novamente as mãos como se fossem um botão e, em seguida, dobre os dedos para dentro, unindo as unhas das mãos e depois toda a parte externa dos dedos, mantendo as mãos fechadas e relaxadas, uma contra a outra. Novamente traga as mãos para a posição de botão e depois para a posição de flor aberta. Repita várias vezes.

Esse é o Mudra do chacra cardíaco e também o símbolo da pureza. É indicado para os momentos de desespero e solidão.

Mudra da Interiorização

Junte as palmas das mãos de forma que as pontas de todos os dedos se toquem, deixando uma pequena abertura entre eles.

"Essa abertura caracteriza o poder do coração por meio da sabedoria divina. Essa abertura é diferente de pessoa para pessoa", diz Gertrude Hirschi. "Mantenha as mãos nessa posição diante de sua testa e olhe através da abertura, sem piscar, o máximo de tempo que puder. Em seguida, baixe as mãos e mantenha o Mudra um pouco abaixo da linha do queixo. Suas mãos automaticamente se colocarão no ponto onde reside a alma. Não se preocupe com a respiração. A cada exalação, sussurre suavemente "hoooo" e deixe-se levar ao infinito, ao grande mistério do infinito, por essa abertura. Com esse Mudra, entramos em sintonia com o mundo do insondável, o Divino."

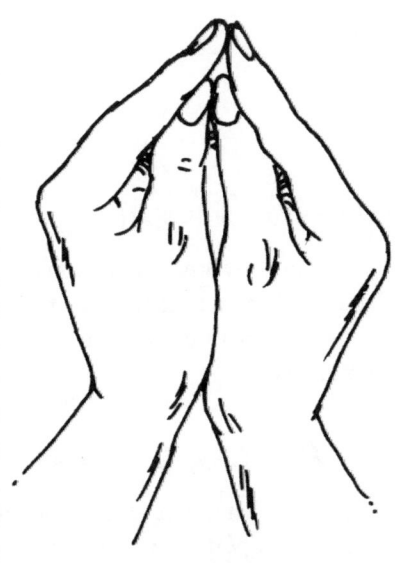

Bhumisparsha Mudra

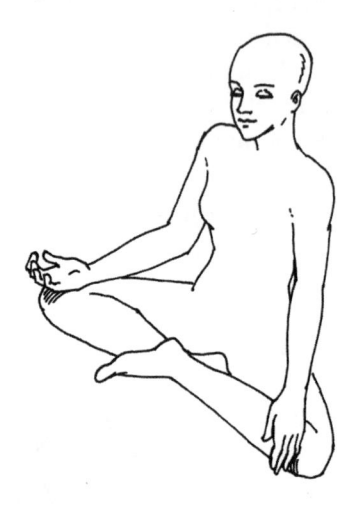

Sente-se com as mãos apoiadas sobre os joelhos. A mão esquerda fica voltada para a terra, com os dedos tocando o chão, e a mão direita fica voltada para cima como uma flor aberta. Essa é uma postura de iluminação.

Abhaya Mudra

Nesse Mudra, levante a mão direita na altura do peito com a palma voltada para a frente, quase como uma onda.

Coloque a mãos esquerda sobre a coxa esquerda, no colo ou sobre o coração. Esse Mudra é usado para liberação dos medos.

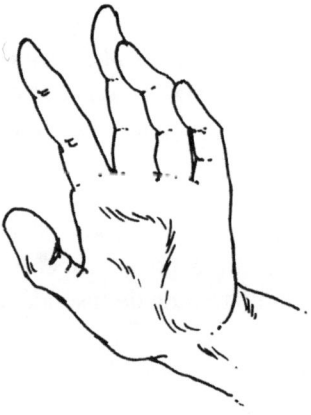

Varada Mudra

Vire a palma da mão esquerda para a frente e para fora, com os dedos voltados para baixo.

Coloque a mão direita no colo ou sobre a coxa. Esse gesto, muito comum na mitologia hindu, significa perdão.

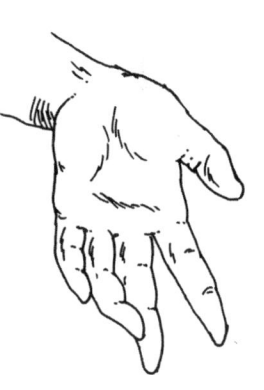

Dharmachakra Mudra

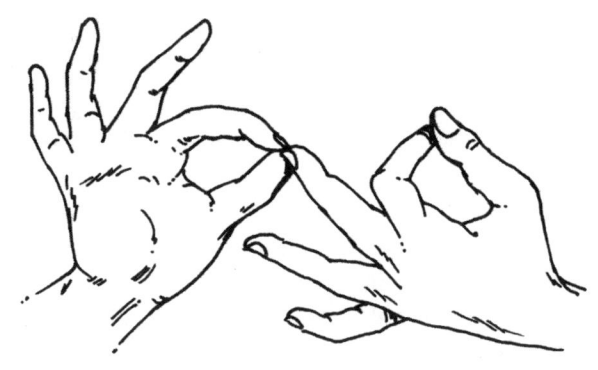

Esse é um gesto muito significativo e simbólico do giro da roda. Nesse Mudra, eleve as duas mãos em frente ao peito, ficando a direita mais alta que a esquerda. Una os polegares e indicadores de cada mão, com a palma da mão esquerda voltada para o coração e o dorso da mão direita voltado para o corpo. O dedo médio da mão esquerda toca o ponto em que o polegar e o indicador da mão direita se juntam, formando um círculo.

Ao fazer esse Mudra, respire de forma profunda e suave.

"As mãos formam duas rodas, que, na mitologia hindu, significam término, consumação. As duas rodas indicam o ensinamento da reencarnação. O dedo médio esquerdo (Saturno) representa a transição deste mundo para o outro — da morte para o renascimento", diz Gertrude Hirschi.

Naga Mudra

Também conhecido como o Mudra da profunda introspecção. Nesse Mudra, cruze as mãos em frente ao peito e cruze os polegares, um sobre o outro.

O *Naga Mudra* é útil para resolver os problemas do dia-a-dia. Ele ajuda a transpor os obstáculos que encontramos no plano espiritual.

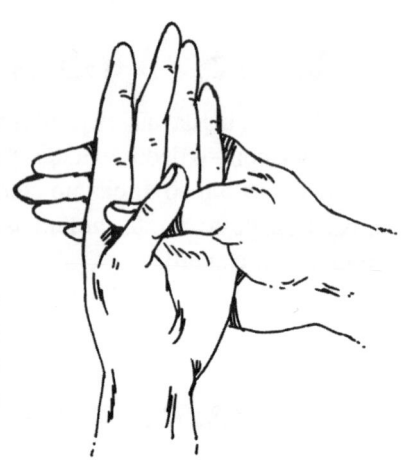

Pushpaputa Mudra

Pushpa significa flores, e esse Mudra simboliza as mãos oferecendo um punhado de flores. Coloque as duas mãos abertas sobre as coxas com as palmas relaxadas e voltadas para cima.

Os polegares ficam bem junto da lateral externa dos indicadores. Esse Mudra fala de abertura e aceitação. O próprio gesto em si representa essa emoção.

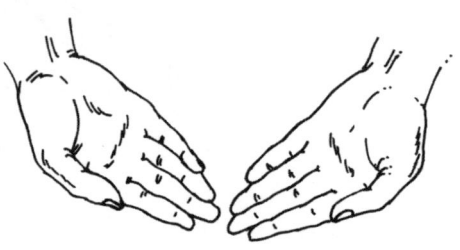

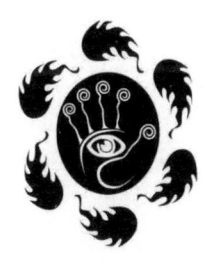

Os Mudras e os Dedos

Falar de Mudras é falar sobre dedos. Cada dedo tem terminações nervosas, energia e significado próprios. Vamos ver cada um dos cinco dedos:

- ॐ O polegar representa o elemento terra, o estômago e as preocupações.

- ॐ O indicador representa o elemento mental, os pulmões, o intestino grosso, e as emoções a ele associadas são depressão, tristeza e mágoa.

- ॐ O dedo médio é o elemento fogo, o coração, o intestino fino, sistemas circulatório e respiratório, e as emoções são a pressa e a impaciência.

- ॐ O anular é o elemento madeira e está relacionado ao fígado, à vesícula biliar, ao sistema nervoso, e corresponde ao sentimento da raiva.

- ॐ O dedo mínimo corresponde à água, aos rins e ao sentimento do medo.

Se você for tomado por uma dessas emoções, pressione algumas vezes o dedo correspondente e, com certeza, se sentirá melhor. Isso realmente funciona!

Na Quiromancia e na Astrologia,* os dedos também têm um significado profundo. O dedo mínimo é Mercúrio, o anular é Apolo, o dedo médio é Saturno, o indicador é Júpiter e o polegar é Marte. A parte macia na parte debaixo de cada dedo é seu respectivo monte. O do polegar é o Monte de Marte e do lado oposto está o Monte Lunar.

O Monte Terra fica entre os dois, na concavidade da mão, e no começo da palma, próximo ao pulso, está o Monte de Netuno.

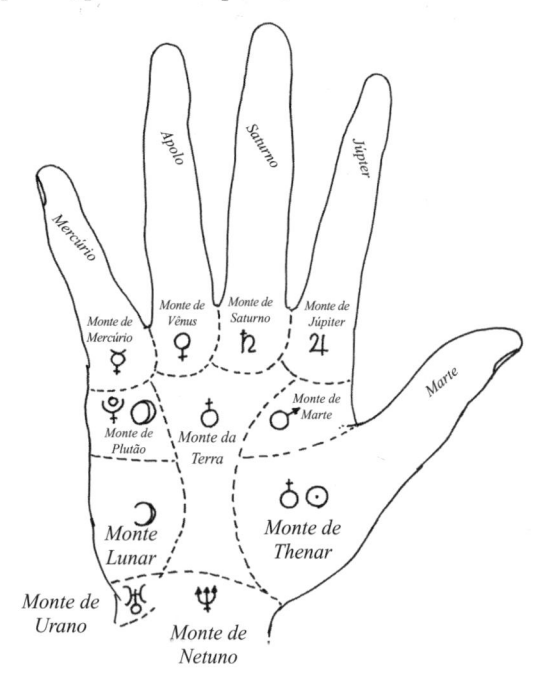

O dedo mínimo relaciona-se à comunicação; o anular, aos relacionamentos; o dedo médio, à responsabilidade; o indicador, à auto-estima; e o polegar, à auto-afirmação.

O segundo chacra é associado ao dedo mínimo; o dedo anular é associado a Apolo, o deus-sol, e ao chacra raiz; o dedo médio é associado ao chacra laríngeo, o portal da pureza; o chacra cardíaco é

---

*N.E.: Sugerimos a leitura de *Curso de Astrologia — Interpretações do Mapa e das Previsões*, de Christina Bastos Tigre, Madras Editora.

associado ao dedo indicador; e o elemento fogo e Marte estão associados ao polegar. Cada dedo tem sua energia e um papel a desempenhar em nosso bem-estar e desenvolvimento. Diz-se com freqüência que a saúde de uma pessoa está em suas próprias mãos, o que é literalmente verdade, considerando o tremendo poder consignado a cada um dos dedos.

É comum que, ao usar as mãos como método de cura, uma pessoa sinta áreas frágeis, sensíveis e até mesmo dolorosas nas palmas ao massageá-las com os dedos da outra mão.

Esses são pontos de pressão que podem indicar que um determinado órgão correlato não está bem ou que talvez esteja sobrecarregado. Nesses casos, toques suaves aplicados todos os dias geralmente podem ajudar, acalmando e otimizando as áreas afetadas. Os dedos e as palmas das mãos são, sem dúvida, elementos de vital importância.

Mudra Esotérico do Movimento

Esse Mudra deve ser feito com cuidado e seus efeitos são controversos. Com a extremidade do polegar, massageie a extremidade do dedo médio, com um movimento circular suave e vagaroso, por cerca de dez vezes. Gire no sentido contrário por mais dez vezes. Quando isso é feito de forma correta, você pode sentir uma onda de calor vindo das mãos para os pulsos, antebraços, cotovelos, braços, ombros e espinha dorsal. Ao sentir o calor na espinha dorsal, mova o polegar para a metade do dedo médio e repita o procedimento. O calor continuará a fluir da coluna para baixo. Em seguida, mova o polegar para a base do dedo médio e massageie. Sinta a onda de calor mover-se da região pélvica para coxas, joelhos, pernas, calcanhares e sola dos pés.

Acredita-se que esse Mudra quebre todos os bloqueios e melhore a circulação do corpo, aquecendo-o. Também é atribuída a ele a capacidade de limpar todas as impurezas do corpo.

Coloque os polegares nas laterais da parte intermediária do anular das duas mãos. Massageie essa área com movimentos suaves de cima para baixo. Quanto mais suave, melhor. Você sentirá uma sensação de aquecimento expandindo-se pela nuca. Acredita-se que isso ajude a curar muitas doenças, como dor de cabeça, tumor e atrofia cerebral.

Os Chacras

Como temos falado muito sobre os chacras, acreditamos ser importante saber o que são e que influência eles têm sobre nós.

Os chacras têm importância vital em toda espécie de exercício de ioga, e em alguns deles, como os *Cinco Ritos Tibetanos*, todas as posturas são baseadas na energia centro espinal dos sete chacras. Se considerarmos as palavras de Christopher Kilham, veremos que o fato de exercitar os chacras ou otimizar a energia deles mantém o corpo flexível e jovem, afastando os efeitos do envelhecimento.

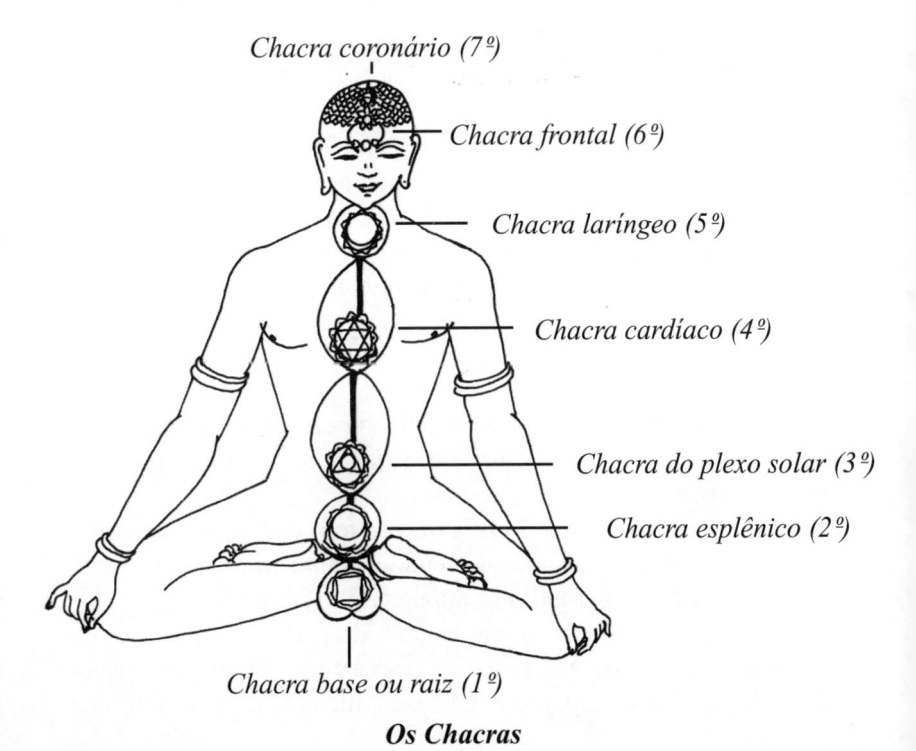

Chacra coronário (7º)
Chacra frontal (6º)
Chacra laríngeo (5º)
Chacra cardíaco (4º)
Chacra do plexo solar (3º)
Chacra esplênico (2º)
Chacra base ou raiz (1º)

Os Chacras

Os sete chacras são os centros energéticos primários. Localizados ao longo da coluna vertebral, cada chacra é associado a seus respectivos órgãos, glândulas e plexos nervosos, e também a determinados estados de consciência. Esses sete chacras funcionam em harmonia e podem estar ou não em equilíbrio, dependendo do estado corpo-mente. O funcionamento perfeito dos chacras é essencial para uma vida saudável e equilibrada.

Os sete chacras localizam-se ao longo da coluna espinal e estão conectados pelos três principais canais sutis de energia. Conhecidos como ida, pingala e *sushumna*, esses canais correm da base da coluna até o topo da cabeça, conduzindo energia de um chacra para outro.

O primeiro chacra localiza-se na base da coluna, na região do períneo, no ponto entre o ânus e os órgãos genitais. Esse primeiro chacra refere-se a sobrevivência, poder e promoção de energia vital. Seu nome em sânscrito é *muladhara*.

O segundo chacra localiza-se próximo aos órgãos reprodutivos e suas funções principais são a criatividade e a procriação. Seu nome sânscrito é *svadhisthana*.

O terceiro chacra localiza-se no plexo solar, relaciona-se ao poder pessoal e é o centro da individualização da consciência. Seu nome sânscrito é *manipura*.

O quarto chacra está no centro do peito e é considerado o ponto de foco do amor e da compaixão no sistema da energia humana. Seu nome sânscrito é *anahata*.

O quinto chacra fica diretamente atrás do centro da garganta e representa a criatividade e a expressão pessoal. Seu nome sânscrito é *visuddha*.

O sexto chacra localiza-se bem atrás da base do nariz, entre as sobrancelhas, voltado para o centro da cabeça. É também chamado de terceiro olho e é a posição da inteligência superior. Seu nome sânscrito é *ajna*.

O sétimo chacra localiza-se no topo da cabeça e é o centro da consciência cósmica. Representa um estado de total realização, liberdade e prazer. Seu nome sânscrito é *sahasrara*.

As influências dos chacras permeiam todo o corpo e a mente e trabalham em todos os níveis. A psicologia do chacra é uma ferramenta para um maior autoconhecimento. Os desequilíbrios dos chacras são intermináveis e todos nós temos algum tipo de desequilíbrio. Ou não somos muito firmes e nos doamos demais, ou somos egoístas e ambiciosos, ou ficamos no meio termo em um nível qualquer de desequilíbrio.

Os chacras, sem dúvida, desempenham um papel vital. Tenho praticado exercícios e meditação para os chacras por mais de dez anos e o caminho tem sido, no mínimo, extraordinário. O êxtase que flui pelo seu ser só pode ser definido se for vivido; as palavras não são suficientes para descrever a energia que brota de sua consciência quando os chacras são abertos e você fica em transe meditativo.

Com a energia dos chacras, a tranqüilidade se espalha pelo corpo e pela mente de forma estimulante. Além de tudo, o corpo ainda entra em sintonia, detém o envelhecimento, e a viagem espiritual torna-se fonte de infindável prazer. A energia é simplesmente tremenda e é a pedra-angular do crescimento espiritual.

Osho, tantra e Mudra

Osho, antes conhecido como Acharya ou Bhagwan Rajneesh, deixou um rastro controverso com sua teoria "sexo para a superconsciência". Ele foi um visionário que atraiu a atenção do mundo todo com sua abordagem de uma vida fácil e sem barreiras. Osho defendeu uma vida de paixão e abandono. Iconoclasta, ele abalou as normas convencionais e deu a elas uma ênfase sexual em particular, um novo par de asas. Enquanto vivo, ficou à mercê de críticas insultuosas, mas hoje, anos após sua morte, o mundo está olhando para ele com novos olhos. Sem dúvida, Osho foi um pensador extraordinariamente original.

Seu *ashram* em Koregaon Park, em Pune, reverberava com a energia que chacoalhava até mesmo seus críticos mais ferrenhos. A qualidade de seus livros, músicas e dramaturgia era extremamente elevada. O meio físico em Koregaon Park era tocado por uma eletricidade que simplesmente arrastava o visitante. Jardins, lagos, áreas de meditação e exercícios de todos os tipos elevavam a alma das pessoas a novos patamares de conhecimento. Passei ali um bom tempo e testemunhei a gigantesca transformação que tocava cada um de nós em momentos diferentes. Todos que o buscavam eram recompensados e saiam dali com a certeza de que um mestre havia tocado suas vidas e que nunca mais seriam os mesmos.

No início dos anos de 1980, Koregaon Park ressurgiu para uma nova e ampla consciência.

Espalhados pelas amplas áreas de terra bem cultivada, centenas de devotos do mundo todo afluíam para a Índia a fim de experimentar o novo "curry"* de um guru da nova era. Osho quebrou todas as regras e normas aceitas e abriu seu caminho à força para novas teorias de auto-realização.

Ele acreditava que, para obter a iluminação, uma pessoa passa por quatro portas e tem que abrir quatro trancas. Essas trancas são chamadas de quatro selos ou quatro Mudras.

O primeiro deles é o *Karma Mudra*. *Karma* significa ação e é a camada mais externa, mais periférica de nosso ser.

A primeira trava é aberta pela entrega total em nossas ações. Tudo que fizer, faça com paixão. Mergulhe na ação. Seja um com ela; deixe que ela o consuma. O foco, a concentração, também é ioga. Perca-se, seja um com ela e surgirá um grande prazer na ação. Osho insistia na crença de que, se você for consumido por qualquer espécie de emoção ou desejo, deve permitir que ela flua completamente de seu interior. Não deixe que ela se enrole como uma serpente pronta para dar o bote. Solte suas amarras. Dê vazão e familiarize-se com a força dessa emoção.

Se você está furioso, fique totalmente furioso; você aprenderá muito com essa raiva. Se der plena vazão a essa raiva, um dia esse sentimento vai desaparecer. Não terá mais por que ficar assim, pois você já esgotou essa emoção.

---

* N.T.: Condimento apimentado originário da Índia.

O mesmo se aplica ao amor. Por que dizem que o amor da juventude é completamente cego? Ele não ouve a razão e é obstinado e desafiador. Tente explicar o amor juvenil para os amantes que estão perdidos nele. Use a lógica, a razão, diga a eles que as coisas não são bem assim e com certeza um tijolo ouvirá mais do que eles. O amor juvenil é uma insensatez; pelo menos o amor afoito sempre é. Tente dizer isso para os amantes em questão e nenhuma outra palavra soará mais idiota aos seus jovens ouvidos.

Mas experimente não interferir. Permita aos amantes que sigam o curso de seu amor; não os interrompa. Eles ficarão cegos de amor. O frenesi do amor os consumirá e eles emergirão curados.

Uma vez que uma pessoa tenha sido devorada pelo amor, tenha se doado completamente, ela emergirá das chamas como um ser humano muito melhor; castigado e curado por ele, pronto para enfrentar um novo desafio de vida, com o peito aberto. Surge uma nova maturidade. Com ela surge também uma humildade amadurecida pela chama do amor. Isso é *Karma Mudra*. Vá fundo em suas emoções. Mergulhe no que tiver de fazer ou sentir e se entregue!

Tudo que é compreendido, que pode ser esclarecido ou penetrado, pode ser deixado de lado com facilidade. Só quando você não entende é que continua a querer agarrar, a manter junto de si. Como uma história de suspense: você não consegue largar o livro até que chegue ao ponto em que o mistério começa a ser desvendado. Então não há mais demônios. Tudo é revelado e as cartas se encaixam em seus lugares. Enquanto o problema continua a iludir sua mente, ele se torna como uma jibóia ou como areia movediça. Quanto mais você se debate, mais se enterra no turbilhão. Então, enfrente a paixão com a força que ela pretende arrancar de você. Essa é a primeira trava a ser aberta.

O segundo selo é chamado de *Gyana Mudra* — um pouco mais profundo, mais interiorizado do que o primeiro — é o conhecimento. A ação é nossa pele externa, o conhecimento é um pouco mais profundo. Você pode observar a ação, mas não pode saber o que se passa na mente do outro. "As ações podem ser observadas; o conhecimento não, ele é mais interno." A segunda trava é a trava do conhecimento, ou *Gyana Mudra*.

Osho diz que uma pessoa deve começar reconhecendo exatamente aquilo que ela sabe, que ela conhece de fato. É preciso parar de acreditar em coisas sobre as quais não se está absolutamente certo. Seja honesto com seu eu interior. Fale somente sobre o que você sabe e a segunda trava será aberta. Se você insistir em acreditar em coisas que não conhece de verdade, a segunda trava nunca se quebrará. O falso conhecimento é inimigo do verdadeiro conhecimento. A mídia e os boatos enchem nossa mente com uma porção de crenças e meias verdades. Quando um conhecimento falso é passado adiante, ele pode tomar proporções perigosas e falsas e ninguém saberá de onde tudo se originou.

Osho exorta o homem a abandonar tudo que ele não sabia, mas que acreditava conhecer. "Você sempre acreditou e sempre carregou esse fardo — jogue-o fora. De 100 coisas que você carrega, 98 são descartáveis. Sobrarão apenas algumas poucas coisas que você realmente conhece. Você sentirá um grande alívio. Sua cabeça não parecerá tão pesada. E com essa libertação e sensação de leveza, você entra no segundo Mudra. A segunda tranca é quebrada."

Toda crença deve ser convincente, e não baseada em especulações, boatos ou falta de provas concretas. Os rumores, as mentiras e os falsos profetas surgem aos borbotões para explorar as inseguranças das mentes mal estruturadas. Toda desordem que se infiltra pode machucar, destruir e mutilar. Então, tudo que for "sem sentido" deve ser descartado, dando espaço para novos pontos de partida.

O terceiro Mudra é chamado *Samaya Mudra*. *Samaya* significa *tempo*. A primeira camada, a mais externa, é a ação, a segunda é o conhecimento e a terceira é o tempo. Osho diz: "O conhecimento desapareceu, agora você está sozinho; somente a parte mais pura do tempo permaneceu. Observe, medite sobre isso. No momento presente não há conhecimento. O conhecimento sempre se refere ao passado. No agora não há conhecimento; o agora é totalmente livre de conhecimento. Olhe para mim nesse exato momento. O que você sabe? Nada se sabe. Você começa a pensar que sabe isso e aquilo, mas tudo isso vem do passado, e não do momento presente, não do agora. O conhecimento vem do passado ou de uma projeção para o futuro. O agora é puro de conhecimento".

Samaya Mudra é estar nesse momento. O passado é irrelevante. As lições em geral não surgem dele; ao contrário, permanecer nele pode impedir o progresso. Não se sabe nada sobre o futuro e não se pode fazer nada a respeito disso. Então, o que nos resta é o presente, e a forma como vamos lidar com esse presente é que vai moldar o futuro e erradicar os demônios do passado.

Segundo Osho, no Tantra só existe o tempo presente. O passado já foi e o futuro ainda não chegou. Somente o presente é. Estar no presente é estar realmente no tempo. De outra forma, ou você vive de memórias do passado ou de sonhos do futuro, sendo que ambos são falsas ilusões. Sendo assim, o terceiro selo é aberto pelo fato de estar aqui, agora. Osho falava sobre o prazer integral de estar presente no momento, prazer esse que não é ligado nem a remorsos passados nem a alegrias antecipadas. Os momentos é que formam a vida e, quando esses momentos são celebrados, toda a vida é celebrada. Ele acreditava na celebração de cada momento, fosse ele morte ou divórcio. Até mesmo seu epitáfio dizia: *O homem que nunca nasceu e nunca morreu*. Assim, não havia espaço para mágoas; apenas uma contínua, pura e eterna cascata de prazer.

Primeiro, esteja por inteiro em sua ação e o primeiro selo será quebrado. Segundo, seja honesto a respeito de seu conhecimento e o segundo selo será quebrado. Esteja aqui, no tempo e no momento presente, e o terceiro selo será quebrado.

O quarto selo é chamado de *Mahamudra* ou o grande gesto. Agora, restou apenas o mais puro espaço. Os três primeiros Mudras cobriam a ação, o conhecimento e o tempo. O quarto Mudra é o espaço. "O espaço é nossa camada mais interna, o eixo da roda, o centro do ciclone. No seu vazio mais íntimo está o espaço, o éter", diz Osho. O quarto selo é o espaço. Esses são os quatro selos que devem ser abertos e isso não é fácil. A viagem é de autoconsciência. "É necessário um trabalho muito intenso para penetrar na sua realidade. Você só atinge a clareza quando entra no seu espaço mais puro."

Tantras e Mudras

Os Tantras têm sido constantemente mal interpretados. De alguma forma, Tantra e sexo (não que haja alguma coisa errada com sexo) têm sido sempre colocados juntos. Infelizmente devido a isso, o Tantra tem sido alvo de atenções mal direcionadas. O que mais chama a atenção das pessoas em geral é o superficial, o provocativo, aquilo que excita. Mas acredita-se que, em boa parte da Índia, os Tantras superem os Vedas* e que dois terços dos ritos religiosos hindus, e pelo menos metade da medicina, sejam de origem tântrica.

Existem diferentes escolas de Tantra. Para o purista, os rituais de *Dakshinacarina* estão em perfeita harmonia e de acordo com os Vedas, enquanto os rituais de *Vamacarins* são considerados adequados para os mais aventurosos.

O ensinamento dos Tantras é baseado no *Bhakti Marga*, que é visto como superior ao *Karmamarga* e ao *Jnanamarga* dos *Upanishads*.** As doutrinas tântricas são originárias da filosofia Sankhya, principalmente as teorias de *Purusa* e *Prakriti*, com ênfase especial no lado místico da ioga. *Brahma* é *niskalpa* (o não-diferenciado) e *sakalpa* (o diferenciado). O Tantra discorre sobre *sakalpa* ou *saguna Brahman* e suas cinco características principais são: *Bijamantra, Yantra, Shree Cakra, Kavaca* e *Mudra*. Os *Panch Makar,* cujos nomes começam com a letra M (*Madya, Mansa, Matsya, Mudra* e *Maithuna*) — que significam respectivamente vinho, carne, peixe, grão seco e união sexual —, têm sido literalmente interpretados como os cinco elementos representativos da Hatha Ioga.

De acordo com o Tantra, a realidade absoluta tem dois aspectos: *Shiva* (masculino), representando a consciência pura, e *Shakti* (feminino), representando energia e atividade. A verdade concernente à união de Shiva e Shakti deve ser compreendida no corpo humano ainda em

---

*N.E.: Sugerimos a leitura de *Magia Indiana — Atharva-Veda, Fórmulas e Práticas*, publicado pela Madras Editora.
** N.E.: Sugerimos a leitura de *As Upanishads do Yoga*, de Carlos Alberto Tinoco, Madras Editora.

vida. Essa é uma visão diferente de outras escolas de pensamento que afirmam que a verdade só é alcançada após deixar o corpo físico.

No Tantra, o corpo humano é um universo microcósmico. O cordão espinal representa o Monte Meru, enquanto os três principais canais metafísicos (*ida, pingala* e *sushumna*), que correm respectivamente pela esquerda, pela direita e pelo centro da espinha, representam os três rios sagrados — Ganges, Yamuna e Saraswati. O processo respiratório representa o curso do tempo.

A identificação com sexo é porque Shakti, a fonte feminina, também chamada de *Kundalini*, a serpente que permanece enrolada no chacra Muladhara, é despertada e move-se para cima, através de sushumna, para unir-se a Shiva, a fonte masculina de energia. A união sexual representa as atividades do negativo e do positivo. O masculino reside no *Chacra Sahasrara,* que é descrito como uma flor de lótus de mil pétalas no topo da cabeça. A união de Shiva e Shakti causa a realização transcendental da não-dualidade absoluta.

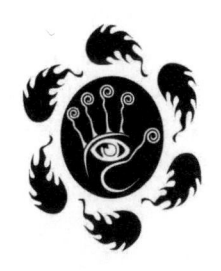

A Vida Ióguica como Complemento

A ioga é um elemento necessário na elevação da consciência. É um sistema antigo de exercícios e desenvolvimento pessoal para o corpo, a mente e o espírito e nasceu na Índia há mais de cinco mil anos. Com seus movimentos suaves, respiração profunda e alongamentos, é um método ideal de relaxamento e energização. Existem também formas mais vigorosas de ioga, podendo-se escolher de acordo com as características de cada um.

Os exercício ióguicos ou *asanas* fortalecem o sistema nervoso e ajudam a melhorar a performance da mente e do corpo. Por meio do fortalecimento, alongamento e relaxamento dos sistemas ósseo, muscular, digestivo, cardiovascular, glandular e nervoso, o corpo todo se fortalece. A ioga ajuda a mente a encontrar uma calma interior muito grande e prepara o corpo para a meditação.

Existem diversas linhas de ioga. São tantas que com certeza você vai encontrar uma que se adapte exatamente às suas necessidades específicas. Na prática da ioga existem também posturas muito difíceis de serem executadas, mas você não precisa torcer nem retorcer seu corpo em nenhuma posição que não seja confortável. A ioga é repleta de exercícios de respiração profunda chamados *pranayama*, e *nadi sodhanas* ou técnicas de respiração alternada pelas narinas, muito úteis no alívio de estresse, depressão e outros problemas físicos e mentais.

A ioga admite a natureza holística do ser humano e procura criar flexibilidade e força em todo o sistema ósseo e muscular, ao mesmo tempo em que remove as toxinas acumuladas. Ela procura maximizar a capacidade dos pulmões para que consigam, de forma fácil e sem esforço, aumentar a circulação e oxigenação do sangue, além de massagear os órgãos internos mantendo um fluxo constante de força vital.

Mudras são a ioga dos dedos. O fortalecimento holístico significa aproveitar toda a força vital que nos circunda. Um fortalecimento completo por intermédio dos Mudras pode ser obtido com uma mudança de estilo de vida que possa equilibrar o psicossomático, fazendo com que nos tornemos pessoas mais centradas.

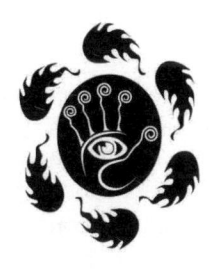

A Importância da Alimentação Correta

Na verdade, não existem acessórios necessários para a prática de Mudras. Como temos repetido continuamente, eles podem ser feitos em qualquer lugar, a qualquer tempo e por qualquer pessoa. Mas também não se pode negar que o ambiente adequado, os pensamentos positivos, as cores e a alimentação corretas são caminhos que conscientemente conduzem ao processo de cura. Existem muitas dietas e inúmeros regimes que surgem a cada dia que passa. Esse é um fenômeno global que inclui também a Índia. A mídia está repleta de apelos sobre dietas "saudáveis" e sobre como é importante direcionar para o natural. Contudo, a dieta é uma coisa muito pessoal e deve ser muito bem escolhida. A todo o momento surgem novas teorias, e o corpo humano é extremamente complexo e está em constante mutação.

Apesar disso tudo, existem algumas regras básicas que resistem ao tempo. Todos os praticantes de Mudra com quem conversei falaram exaustivamente sobre uma dieta vegetariana* simples usada com moderação e que, de preferência, evitasse o açúcar, o sal e a farinha branca.

---

* N.E.: Sugerimos a leitura de *Comida Vegetariana para Crianças*, de Sara Lewis, Madras Editora.

O fumo e o álcool são completamente abolidos, a água é consumida em grandes quantidades e as comidas que excitam o corpo são evitadas.

A alimentação tem um papel vital na nutrição da consciência. Não se tem notícias de raças de guerreiros que tenham subsistido com uma alimentação vegetariana, da mesma forma que os homens santos não dependem da carne para sua subsistência. A dieta correta, sem dúvida, alimenta adequadamente a consciência. Portanto, a prática regular e efetiva de Mudras levará a uma consciência clara do que deve ser considerado como alimento correto.

A macrobiótica é um estilo de vida saudável, holístico e equilibrado. Ela é em essência um sistema holístico em constante mutação que está sempre buscando o equilíbrio não somente do corpo, mas também da alma e do espírito.

A palavra *macrobiótica* é originária do grego e significa *grande* ou *longa vida*. É um sistema baseado no *Livro Clássico de Medicina Interna do Imperador Amarelo*, o mais antigo livro de medicina chinesa. Esse livro é atribuído a *Huang Ti*, o legendário Imperador Amarelo (nascido em 2704 a.C), mas foi transcrito somente por volta de 500 a.C. Acredita-se que o Imperador Amarelo tenha comandado a China durante uma idade de ouro e é considerado o ancestral de todo o povo chinês. Quando as fronteiras se abriram e as viagens diminuíram as distâncias existentes, a dieta macrobiótica espalhou-se pelo ocidente e chegou a todos os cantos do mundo.

Atualmente existe uma infinidade de dietas. Mesmo o vegetarianismo tem seu sistema de castas distinto. Além disso, há ainda as diferentes correntes alternativas com suas prescrições alimentares próprias. Por exemplo, a Ayurveda* recomenda uma dieta específica para uma pessoa de personalidade *vata*, que é complemente diferente do que uma pessoa *kapha* deve consumir. Mas a dieta macrobiótica parece revestir-se de um apelo contemporâneo universal.

Como parte da natureza, o homem precisa viver em harmonia e em estreita colaboração com ela, e isso inclui consumir alimentos da

---

*N.E.: Sugerimos a leitura de *Ayurveda e a Terapia Marma*, dos drs. Avinash Lele, David Frawley e Subhash, publicado pela Madras Editora.

estação e da área geográfica em que vive. Deve haver um equilíbrio entre *yin/yang*. Para exemplificar, a carne vermelha, os ovos e o sal refinado são alimentos *yang*. O consumo em excesso desses alimentos em um região de clima quente provocará um estrago considerável no equilíbrio do corpo, que deverá então ser centrado com alimentos *yin*.

Um estado *yang* forte causado pelo consumo excessivo de carne nos torna mais suscetíveis à raiva, agressão, intolerância e impaciência, enquanto um estado *yin* exagerado nos torna fracos e pouco razoáveis.

Outro aspecto da dieta macrobiótica é que, para que nossos órgãos sejam saudáveis, eles necessitam regularmente de diferentes tipos de alimento. Os cinco tipos principais são: doce, azedo, salgado, acre e amargo. A dieta deve ser adequada às estações do ano, pois a mudança das estações causa mudanças em nosso equilíbrio *yin/yang*. A natureza também provê nossas necessidades, com frutas e vegetais da estação. Tudo que você deve fazer é observar esses sinais e seguir um plano de dieta adequado e de acordo com a estação do ano. A forma como o alimento é preparado também altera seu equilíbrio. O alimento pode tornar-se muito *yang* se for preparado com mais calor, pressão, tempo e sal.

Além da dieta, a macrobiótica inclui uma forma completa de vida. Exercícios físicos, diagnóstico e cura natural das condições físicas, equilíbrio ecológico e ambiental, arte, recreação e espiritualidade são condimentos essenciais do estilo de vida macrobiótico. Agradecimento, perdão, apreciação, fé e desprendimento são partes desse sistema. É uma visão holística de libertação das correntes físicas e psicológicas de nossas vidas. É uma profunda aceitação da excelência de toda uma vida, onde a cura começa de dentro para fora.

Kavita Mukhi, Jehangir Palkhivala, Rama Bans, H.K. Bakhru e os doutores Vijaya Venkat, Anjali Mukherjee, Swati Piramal, Shah, Jussawalla e muitos outros espalhados por esse vasto e colorido país lançaram centenas de dietas. Leite, açúcar, sal, pão branco, carne e alguns outros alimentos foram abolidos. Com pequenas margens de diferença, parece haver um acordo tácito sobre os princípios gerais de uma dieta saudável.

A Índia possui uma cultura antiga e as dietas holísticas originaram-se lá, há muito anos, antes mesmo que o resto do mundo tivesse a mínima idéia sobre elas.

Jejuns, terapias naturais e sistemas de desintoxicação são tão antigos quanto a fome e a seca. A Índia é também, possivelmente, a mãe de todos os Mudras. A razão pela qual menciono isso é porque a cura é um processo holístico e, se a prática dos Mudras for acompanhada de uma dieta leve, saudável e altamente consciente, o processo de cura será muito mais completo.